젊음의 과학

세포부터 뇌 건강까지
내 몸의 시계를 되감는
바이오해킹 루틴

EAT
MOVE
SLEEP
THINK
LIVE

젊음의 과학

라라 헤메릭
아나스타샤 메이블
지음

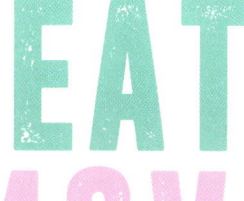

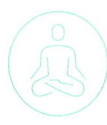
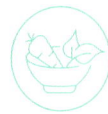
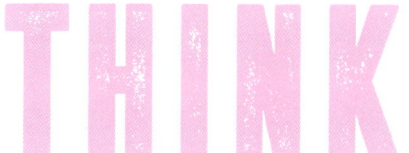
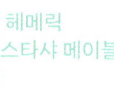
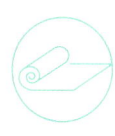
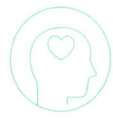
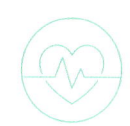

중앙books

오늘부터 젊어지는 비밀

우리는 지금 인류 역사상 가장 놀라운 순간의 문턱에 서 있다. 수 세기 동안 우리는 노화라는 수수께끼를 풀려고 애써왔다. 노화가 왜 일어나는지, 우리에게 어떤 영향을 미치는지, 그리고 늦추거나 심지어 되돌릴 수는 없는지에 대해서 말이다.

오늘날 우리는 인간 생명 작동 원리의 비밀을 푸는 데 그 어느 때보다 가까이 다가와 있다. 또한 인공지능과 연산 능력 발전에 힘입어, 이제 과학자들은 방대한 데이터를 분석해 예전에는 보지 못했던 패턴들을 발견해낸다. 이런 발전 덕분에 우리는 10년 안에 노화와 노화 관련 질환에 대한 해법을 찾아내게 될 것이고, 어떻게 젊어질 것인가 하는 문제와 관련해 많은 선택지를 갖게 될 것이다. 그리고 이후 20여 년간 유전자 편집, 유전자 치료, 장기 재생, 알약 형태의 수명 연장 비법 개발 같은 또 다른 혁신적인 기술이 현실화되면 건강 개념은 근본적으로 바뀔 것이며 한때 꿈으로만 여겼던 방식들로 수명을 늘리게 될 것이다.

그런데 여기서 한 가지 의문이 제기된다. 왜 그때까지 기다려야 하는가?

지금 우리는 건강과 삶의 질을 향상시킬 수 있는 수단들을 이미 갖고 있다. 과학적으로 반복해서 입증되어온 사실이지만 어떤 생활 방식을 택하는지에 따라, 그러니까 어떻게 먹고 어떻게 움직이며 어떻게 자고 어떻게 생각하며 어떻게 살아가는지에 따라 행복하고 건강한 삶을 최소 5년에서 10년은 더 살 수 있다. 최첨단 기술이 등장할 때까지 기다릴 필요가 없는 것이다. 보다 생기 있는 삶을 살게 해주는 단순하고 일상적인 습관들만으로도 지금 당장 젊음으로 향하는 여정을 시작할 수 있다.

이 책이 특별한 이유가 바로 여기에 있다. 롱제비티 (longevity, 장수) 과학이라는 흥미진진한 세계로 이끌어주는 길잡이로서, 수십 년에 걸친 연구를 실천 가능한 명쾌한 조언들로 정리해 누구나 자신의 건강을 스스로 관리할 수 있게 해준다. 롱제비티라는 개념을 난생처음 접하든, 이미 자신의 몸과 삶의 질을 최적화하는 방법을 알아가고 있든, 누구나 바로 적용 가능한 실용적인 로드맵을 제공한다. 이 책은 단순히 더 오래 사는 것에 대한 책이 아니라, 나이와 상관없이 누구나 더 젊고 더 행복하게 사는 것에 대한 책이다.

이 책이 다른 책들과 차별화된 점은 그 단순함에 있다. 롱제비티는 복잡한 주제지만, 이 책에서는 이해하기 쉽고 흥미로운 내용으로 나누어 건강한 삶의 핵심 요소인 식단과 운동, 수면, 뇌 건강, 삶의 의미 순으로 설명한다. 이는 추상적인 개념들이 아니다. 바로 이해할 수 있고 바로 실행할 수 있는 수단들이다. 더 나아가 이 책은 하루아침에 당신의 삶

전체를 바꾸라거나 극단적인 실천을 고수하라고 요구하지 않는다. 그보다는 일상생활에 쉽고 자연스레 적용할 수 있는 실용적인 팁들을 제공한다. 이 책에서 롱제비티는 단순히 과학과 기술의 문제일 뿐만 아니라, 우리가 매일 하는 선택들, 우리가 쌓아가는 습관들 그리고 우리가 키워가는 사고방식의 문제이기도 하다는 점을 분명히 알려준다.

자, 이제 더 젊게 오래 사는 삶을 향한 여정을 시작해보자. 당신은 온갖 가능성들로 가득 찬 미래를 향해 발을 내딛게 될 것이다. 그리고 단순히 더 오래 사는 게 아니라 더 건강하고 더 행복하며 더 충만한 삶을 사는 데 필요한 수단들, 지식과 능력을 이미 다 갖고 있다는 사실을 깨닫게 될 것이다. 이 책은 젊음으로 향하는 여정에서 내내 믿을 만한 동반자가 되어줄 것이다.

즐거운 독서가 되길, 그리고 즐거운 삶이 되길!

세르게이 영
BOLD 롱제비티 그로스 펀드 공동 설립자 겸
《역노화: 젊게 오래 사는 시대가 온다》 저자

소소한 선택으로
놀라운 변화를 만드는 길

의사로 환자를 오래 진료하다 보면 건강은 단 하나의 검사 수치나 유행하는 습관으로 설명되지 않는다는 명확한 사실을 반복해서 확인하게 된다. 무엇을 먹는지, 얼마나 움직이는지, 어떻게 잠을 자는지, 어떤 생각과 관계 속에서 살아가는지가 겹겹이 쌓여 결국 건강 수명을 만든다.

《젊음의 과학》은 바로 이 복합적인 문제를 어렵지 않게 풀어낸다. 특히 건강을 'EAT, MOVE, SLEEP, THINK, LIVE'라는 다섯 축으로 간단하게 구조화한 점이 인상적이다. 식사, 움직임, 수면, 사고방식, 삶의 태도라는 다섯 영역을 중심으로 독자가 자신의 생활을 차례로 점검하도록 구성했다. 덕분에 복잡한 의학 지식을 나열하기보다 건강을 이해하는 하나의 지도처럼 읽힌다. 그래서 독자가 오늘 당장 자신의 생활에서 무엇을 바꿀 수 있을지 자연스럽게 생각하게 만든다.

내용 역시 균형이 잘 잡혀 있다. 한편으로는 지중해식 식단, 규칙적인 운동, 충분한 수면처럼 이미 수많은 연구에서 중요성이 확인된 건강의 기본을 강조한다. 다른 한편으로는 노화 연구, 장수 과학, 기능성 보충제 연구처럼 비교적 새로운 영역까지 폭넓게 소개한다. 이미 검증된 생활 습관과 최신 장수 연구를 한 권 안에서 함께 다룬다는 점에서 이 책은 과거와 미래를 연결하는 건강 안내서에 가깝다.

물론 의사의 시선으로 읽다 보면 모든 대목에 고개를 끄덕이게 되는 것은 아니다. 저자와 내 강조점이 완전히 같지는 않다. 몇몇 부분에서는 아직 더 많은 연구와 검증이 필요하다는 생각이 들기도 한다. 그러나 그것이 이 책의 가치를 떨어뜨리지는 않는다. 건강과 노화를 둘러싼 논의는 지금도 계속 발전하는 영역이며, 의학계 내부에서도 다양한 관점이 존재하기 때문이다. 과학은 언제나 업데이트된다. 오늘의 정설이 내일 수정되기도 하고, 새로운 연구가 기존 연구의 이해를 넓히기도 한다. 특히 그것이 항노화나 역노화처럼 매우 최신의 도전적인 분야라면 더욱 그럴 수밖에 없을 것이다. 그런 의미에서 이 책은 절대적인 해답이라기보다 현시점에서 정리된 하나의 실용적인 지도라고 보는 것이 적절하다. 독자가 자신의 생활과 몸 상태를 기준으로 내용을 읽고 판단한다면 훨씬 의미 있는 독서가 될 것이다.

특히 흥미로운 점은 이 책이 장수 과학을 막연한 미래의 이야기로만 다루지 않는다는 점이다. 노화 생물학, 재생의학, 정밀의학, AI 기반 바이오 분석은 이미 빠른 속도로 발전하고 있다. 지금은 100세 시대를 이야기하지만 머지않아 120세, 더 나아가 150세 건강수명을 논의하는 시대가 올지도 모른다.

하지만 미래 기술이 아무리 발전하더라도 건강의 기본

은 사라지지 않는다. 수면이 무너지고 근력이 줄고 식사가 흐트러진 상태에서는 어떤 첨단 기술도 기대만큼의 효과를 내기 어렵다. 어떤 기술이 등장하더라도 그 장수 기술의 혜택을 가장 잘 누릴 사람은 결국 오늘의 생활을 잘 관리하는 사람일 것이다. 그 점에서 《젊음의 과학》은 거창한 해답을 제시하기보다 지금의 삶을 점검하게 만드는 책이다. 부담 없이 읽히지만 일상의 여러 요소를 다시 생각하게 만들고, 건강을 단순한 정보가 아니라 삶의 구조로 바라보게 한다.

건강을 한 번쯤 전체적으로 점검해보고 싶은 사람, 노화를 막연한 두려움이 아니라 관리 가능한 과정으로 이해하고 싶은 사람, 그리고 곧 현실이 될 롱제비티 노화 과학의 실체를 미리 알아보고 싶은 분들에게 이 책을 권한다. 이 책이 독자에게 자신의 몸과 삶을 조금 더 깊이 바라보는 출발점이 되기를 바란다.

김태균
내과 전문의 겸 의학 유튜브 채널 '닥터딩요' 운영자

차례

EAT
음식의 힘 · 19

어떤 음식이 에너지 생성과 DNA 복구, 해독, 뇌 건강에 도움이 되는지 살펴본다. 단백질, 지방, 탄수화물의 균형 잡힌 섭취와 젊음에 도움 되는 식단의 원칙, 알코올과 카페인이 건강에 미치는 영향까지 알아본다.

MOVE
운동의 힘 · 85

가장 효과적인 운동량부터 운동을 특별한 활동이 아니라 일상 속 움직임으로 확장하는 방법까지 소개한다. 다양한 움직임이 뇌 건강과 만성질환 예방, 삶의 질 향상에 어떤 영향을 미치는지 과학적으로 살펴본다.

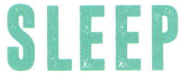

SLEEP

수면의 힘 · 123

좋은 수면이 무엇인지, 수면과 생체 리듬이 젊음에 어떤 영향을 미치는지 살펴본다. 숙면을 돕는 환경과 일상에서 실천할 수 있는 현실적인 수면 전략도 함께 제시한다.

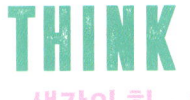

THINK

생각의 힘 · 161

뇌 건강과 스트레스, 사고방식 사이의 긴밀한 관계를 살펴본다. 마음챙김, 학습, 감정 인식이 뇌와 몸에 어떻게 작용하는지 이해하고 정신적 회복탄력성을 높이는 방법을 소개한다.

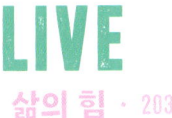

LIVE

삶의 힘 · 203

삶의 목적과 인간관계가 건강 수명에 어떤 영향을 미치는지 살펴본다. 의미 있는 관계와 활동, 삶의 방향성이 정신적·신체적 건강을 어떻게 지지하는지 탐구한다.

*

"매일 하는 무언가를 바꾸기 전까지는
결코 당신의 삶을 바꿀 수 없다."

———

존 C. 맥스웰
작가·연사·리더십 코치

과학으로 증명된 젊음의 기술

많은 사람은 젊음을 유지하는 것이 운 또는 좋은 유전자의 문제라고 생각한다. 그런데 만약 건강 수명이 그냥 타고난 운명이 아니라 스스로 직접 만들어갈 수 있는 것이라면 어떨까?

연구 결과에 따르면, 유전이 건강 수명에 미치는 영향은 20~25퍼센트밖에 되지 않는다. 나머지는 일상적인 습관과 행동, 생각은 물론 사회적 관계에 의해 좌우된다. 그러니까 누구나 자신만의 노화 속도가 있고 그것을 통제하는 능력을 갖고 있다는 뜻이다. 이 책은 오늘부터 당장 스스로의 몸을 돌보고 에너지를 끌어올려 더 젊게 사는 데 필요한 단순하면서도 실용적인 전략들을 소개한다.

이 책은 불멸이나 완벽함을 추구하는 책이 아니다. 그저 수명만 늘리는 것이 아니라 주어진 시간을 제대로 즐기는 것에 대한 책이다. 당신에게 가장 중요한 것들과 계속 연결될 수 있게 해주고, 나이에 관계없이 누구나 건강하고 에너지 넘치며 기쁜 마음으로 살아갈 수 있게 해주는 과학적 방법을 알려주는 책이다.

이제 삶을 변화시켜 젊음을 유지해줄
다섯 가지 핵심 요소를 소개한다.
노화를 늦추고 최상의 컨디션을 유지하려면
어떻게 먹고 어떻게 움직이며 어떻게 자고 어떻게 생각하며
어떻게 살아야 하는가?

당신이 해야 할 일은 단 하나,
시작하는 것뿐이다!

CHAPTER 1

EAT

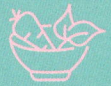

음식의 힘

＊

"음식이 당신의 약이 되고
약이 당신의 음식이 되게 하라."

———

히포크라테스
고대 그리스 의사·철학자

건강 및 장수 연구 분야에서 이루어진 그 많은 획기적 발견들이 결국 음식으로 귀결되는 데는 그럴 만한 이유가 있다. 영양은 단순한 연료가 아니라 생물학적 정보이기 때문이다. 음식 한 입 한 입은 분자 신호를 보내 유전자 발현에 영향을 주고, 장내 미생물 생태계를 형성하며, 염증을 조절하고, 세포들에 얼마나 빨리 (또는 천천히) 노화할지까지 알려준다. 식단은 당신이 직접 조절해 건강 수명과 기대 수명을 변화시킬 수 있는 강력한 지렛대 중 하나다.

각종 연구들이 일관되게 보여주는 사실이지만, 무엇을 먹느냐에 따라 얼마나 오래 또 얼마나 잘 사느냐가 결정된다. 한 연구에 따르면, 표준적인 서구식 식단에서 영양가 높은 자연식 위주의 식단으로 전환할 경우 기대 수명이 최대 10년까지 늘기도 한다. 무엇보다 좋은 소식은 언제 시작해도 절대 늦지 않다는 것이다. 심지어 70세에 시작하더라도, 특정한 식습관을 택하면 기대 수명뿐 아니라 건강 수명까지 4~5년 늘려 활기찬 삶을 살 수 있다.

요즘은 '건강한 식단'을 둘러싸고 팔레오paleo *, 키토keto **, 비건 vegan ***, 간헐적 단식, 저포드맵Low-FODMAP 식단 등 다양한 식단들이 쏟아져 나오면서 혼란을 가중하고 있다.

그런데 그중에서도 특히 주목받는 식단이 있다. 바로 지중해식 식단처럼 영양가 높은 자연식 위주의 식단이다. 수십 년에 걸친 연구로 그 효과가 입증된 지중해식 식단은 모든 원인에 의한 사망률은 물론 심장 질환과 인지 기능 저하의 위험까지 낮춰주는 것으로 밝혀졌다.

> 2만 5,000명이 넘는 여성을 대상으로 한 연구에 따르면
> 지중해식 식단을 더 잘 따를수록
> 전체 사망 위험이 23퍼센트 낮아졌다.

- 구석기 시대의 식단을 본뜬 식단
- • 탄수화물을 줄이고 지방을 늘리는 식단
- • • 동물성 식품을 완전히 배제하는 채식 식단

가장 건강한
식단

지중해식 식단은 지중해 연안 국가, 특히 그리스, 이탈리아, 스페인 사람들이 애용하는 식단이다. 이 식단은 과일, 채소, 건강한 지방, 통곡물, 견과류, 콩류, 생선, 고기 등 가공을 최소화한 자연식품들로 이루어진다. 지중해식으로 먹는 사람들은 날씬하고 건강하게 지내기 위해 따로 다이어트를 하거나 칼로리 계산을 하는 경우가 별로 없으며, 그저 매일 자연식품을 먹을 뿐이다. 이제 지중해식 식단의 핵심 요소들을 살펴보자.

건강한 지방

수십 년간 지방은 건강의 적으로 낙인찍혔다. 그러나 음식에서 지방을 제거한다 해서 사람들이 더 건강해지진 않았고 오히려 더 각종 질병에 잘 걸렸다. 정말 중요한 것은 지방을 섭취하느냐 마느냐가 아니라 어떤 종류의 지방을 섭취하느냐이다.

지중해식 식단에서는 단일불포화지방(엑스트라 버진 올리브유에 함유된 지방 같은)은 물론 지방이 풍부한 생선과 호두에서 얻는 오메가-3 다불포화지방을 충분히 섭취하게 된다. 이 두 가지 지방은 염증과 신진대사에 관여하는 유전자 발현을 조절하고 인슐린 감수성을 개선하며 호르몬 생성, 뇌 세포막 관리에 도움을 준다.

실제로 저열량 식단에서 건강한 지방이 약 35퍼센트를 차지할 경우, 저지방 식단에 비해 지속적인 체중 감량에 더 도움이 되는 것으로 나타났다. 그러니까 올리브유나 아보카도, 지방이 풍부한 생선, 견과류, 씨앗류 같은 식품을 두려워할 필요가 없다는 뜻이다.

지방은 양도 중요하지만 질도 중요하다. 가공 과정과 높은 열, 각종 첨가물로 인해 영양소가 파괴될 뿐 아니라 심장 질환, 비만, 만성 염증 등을 유발하는 부산물도 만들어지기 때문이다.

가스레인지를 이용한 요리나 샐러드에는 가급적 엑스트라 버진 올리브유를 사용하자. 물론 그보다 높은 온도로 조리할 때 써도 좋다. 흔한 오해와는 달리 고품질의 엑스트라 버진 올리브유는 섭씨 약 205도까지도 비교적 안정적인 발연점smoke point 을 보이며, 가열을 해도 많은 이점이 그대로 유지된다.

다만 짙은 색 유리병에 담긴 제품인지 확인해야 한다. 그래야 빛에 약한 폴리페놀이 보호된다. 특히 아주 높은 온도로 조리할 때는 산화 안정성이 뛰어난 코코넛오일이 좋은 대안이 될 수 있다.

● 오일이 가열되면서 연기가 나기 시작하는 온도

무엇보다 중요한 것은 카놀라유나 옥수수유, 대두유, 홍화유, 해바라기유처럼 고도로 가공된 산업용 씨앗 오일은 모두 버려야 한다는 것이다. 이런 오일들은 대개 고도로 가공된 많은 식품에도 들어간다.

고기와 생선

붉은 고기는 철분과 비타민 B12의 훌륭한 공급원으로, 이 두 영양소는 나이가 들수록 특히 더 중요해진다. 가능하다면 영양가도 더 높고 원치 않는 첨가물도 덜 들어간 유기농 제품이나 풀을 먹여 키우거나 방목해서 키운 가축 고기를 선택하되, 너무 완벽한 고기를 찾느라 애먹는 일은 없게 하자. 가금류는 지방이 더 적은 단백질 공급원으로, 에너지 생성, 면역 기능, 대사 기능 유지에 필요한 비타민 B군, 아연, 셀레늄이 풍부하다. 가금류를 껍질과 뼈째 조리하면 영양 측면에서도 더 좋다. 풍부한 결합조직과 콜라겐, 미네랄

덕에 관절과 피부는 물론 전반적인 건강에도 도움이 되기 때문이다.

생선, 특히 연어나 정어리, 고등어처럼 지방이 풍부한 생선은 식단의 기본이 되어야 한다. 이런 생선은 오메가-3 지방산이 풍부해 염증을 줄이고 혈압을 낮추는 데 도움이 되는데, 이는 심장 질환을 예방하는 데 더없이 중요하다. 생선은 가능하다면 자연산을 선택하는 것이 좋다. 대체로 자연산이 양식에 비해 농약이나 항생제 같은 오염물질 함량이 더 낮기 때문이다.

통곡물

귀리, 보리, 현미, 통밀 같은 통곡물은 아주 영양가 높은 식품이다. 통곡물에는 식이섬유와 비타민, 미네랄이 풍부한데, 식이섬유의 효용성은 단순히 소화에 좋은 것으로 그치지 않는다.

소화기관 안에서 콜레스테롤과 결합해 과도한 콜레스테롤을 몸 밖으로 배출하는 데도 도움이 된다. 통곡물에 들어 있는 식이섬유와 프리바이오틱스prebiotics는 장내 유익균에 영양을 공급해 장내 미생물 생태계를 보다 건강하게 만들고 소화도 더 잘되게 해준다. 또한 통곡물은 포만감을 높여줄 뿐 아니라 하루 종일 계속 에너지를 공급하는 데도 도움이 된다. 다만 통곡물 역시 탄수화물 함량이 높아, 우리 몸 안에서 포도당으로 전환되면서 혈당 수치를 높일 수도 있다.

파스타나 흰 빵 같은 정제 곡물은 식이섬유와 필수 영양소가 제거된 것이다. 이런 식품들을 섭취하면 혈당이 훨씬 더 급격히 오를 수 있으며, 장기간 섭취 시 제2형 당뇨병이나 비만으로 이어질 수도 있다. 그래서 이런 식품들을 먹을 때는 식이섬유와 단백질이 풍부한 음식을 함께 먹어 혈당 상승을 억제하는 게 좋다.

● 장내 유익균의 먹이가 되는 성분

식물성 식품

지중해식 식단에서 신선한 제철 과일과 채소는 곁들이는 식품이 아니라 핵심적인 식품이다. 이 식품들이 중요한 이유는 식이섬유와 비타민이 많기 때문만이 아니라, 식물색을 선명하게 만드는 천연 색소(파이토뉴트리언트라고 알려짐)가 강력한 신호 전달 분자 역할을 하기 때문이다. 이 색소는 몸속 유전자들과 상호작용하면서 미토콘드리아(사고하는 것에서부터 치유하는 것에 이르는 모든 활동에 에너지를 공급하는 각 세포 내 에너지 공장)의 기능을 지원하고 주요 염증 경로들에도 영향을 미친다.

주황색 당근과 고구마에 들어 있는 베타카로틴은 우리 몸 안에서 비타민 A로 전환되어 면역 기능을 촉진하고 피부 및 눈 건강을 지켜줄 뿐 아니라 노화로 인한 황반변성 발병 위험도 25퍼센트가량 줄여준다.

케일과 시금치 같은 잎채소에 들어 있는 질산염은 산화질소 생성을 촉진해 혈류를 개선하고 혈압을 낮춰 심장병 발병 위험도 줄여준다.

비트와 수박, 토마토를 붉게 만드는 천연 색소인 라이코펜은 특정 암과 알츠하이머병 같은 신경 퇴행성 질환 예방에 도움이 될 수 있다. 토마토를 익혀 먹으면 라이코펜의 체내 흡수율이 높아지고, 올리브유처럼 건강한 지방 공급원과 함께 섭취하면 체내 흡수율이 더 높아진다.

식물성 식품을 구입할 때는 현지에서 생산된 제철 식품을 선택하는 것이 영양가가 더 높다.

식이섬유가 풍부한 채소를 많이 섭취하면 장기적인 대사 건강 및 장내 미생물 생태계 건강에 더 좋다. 하지만 소화 기능이 약해진 사람들(전 세계 인구의 약 40퍼센트인 것으로 추정됨)에게는 일시적으로 장 점막을 자극할 수도 있다는 점을 알아야 한다.

소화 기능이 약해진 사람들은 고식이섬유 식단으로 확장하기에 앞서 단기적인 식단 제한이나 장 회복 접근법을 통해 염증을 줄이고 소화 기능을 다시 회복하는 게 필요할 수 있다.

콩류와 견과류

강낭콩, 렌틸콩, 병아리콩 같은 콩류는 영양가가 아주 높다. 콩류는 식이섬유와 미네랄, 식물성 단백질이 풍부하며 혈당을 급격히 올리지 않아 그 에너지가 오래간다. 그 결과 혈당을 안정적으로 유지하고 오랫동안 포만감을 느끼는 데 더없이 좋다. 심지어 일부 식단에서는 곡물을 완전히 대체할 수도 있다.

견과류와 씨앗류 또한 콩류 못지않게 건강에 좋다. 아몬드, 호두, 치아시드 같은 식품에는 심장에 좋은 지방과 뇌 기능을 촉진하는 항산화물질, 마그네슘 같은 필수 영양소가 들어 있다. 이 식품들은 염증을 완화하고 심장병과 일부 암의 발병 위험을 줄이는 데도 도움이 된다. 허기가 어느 정도 채워진 식사 끝 무렵에 먹으면 과식하지 않고도 그 장점들을 누릴 수 있다.

유제품

유제품은 영양학에서 가장 많은 논란을 불러일으킨 식품 중 하나인데, 그럴 만한 이유가 있다. 전 세계 성인의 최대 70퍼센트가 어느 정도의 유당 불내증˙을 갖고 있으며, 어떤 사람들은 유당이 아닌 카세인 단백질의 한 종류(A1 베타카세인) 때문에 복부 팽만, 피로, 관절 통증, 피부 트러블을 겪는다.

유제품을 잘 소화하는 사람들은 유기농 유제품이나 방목 상태에서 생산된 고품질 유제품을 통해 단백질, 칼슘, 비타민 B12, 프로바이오틱스probiotics˙˙ 등을 섭취할 수 있으며, 케피르kefir˙˙˙나 요구르트, 숙성 치즈 같은 발효 유제품은 특히 더 권장할 만하다. 과거에 유제품을 먹고 고생한 적이 있다면, 많은 사람에게 더 소화가 잘되는 A2 우유나 염소젖 또는 양젖을 먹어보라.

˙ 우유 및 유제품에 포함된 유당을 제대로 소화하지 못하는 증상
˙˙ 장에 좋은 유익균
˙˙˙ 코카서스 산맥 지역에서 유래한 천연 발효유

얼핏 보기에 지중해식 식단 이야기는 음식에 대한 이야기 같지만, 본질적으로 관계, 현재 순간에 대한 집중 그리고 예방에 대한 이야기이다. 음식은 정보다. 음식 한 입 한 입이 몸속 유전자들에 메시지를 전달한다.

알레르기 유발 물질과
음식 민감증이
위험한 이유

만성 염증은 소리 소문 없이 노화와 질병을 유발하는 요인인데, 대개의 경우 미처 알아채지 못한 음식 알레르기나 음식 민감증이 주요 원인이다. 심장병, 당뇨병, 자가 면역 질환, 장 기능 장애 같은 질환들은 모두 우리가 먹는 음식으로 인해 촉발되는 장기적인 염증 반응과 연관이 있다.

가장 흔한 원인 두 가지는 유제품과 글루텐이다. 사람에 따라서는 둘 다 염증을 줄여주는 질 높은 식단에 도움이 될 수도 있지만, 특히 섭취 후 복부 팽만, 피로, 피부 문제, 브레인포그brainfog* 같은 증상이 나타나는 사람이라면 멀리하는 게 좋다.

음식 알레르기

음식 알레르기는 두드러기, 부기, 호흡 곤란 같이 심각한 반응을 일으킬 수 있는 면역 반응이므로 즉각적인 의료 처치가 필요하다. 의사들은 알레르기를 확인하기 위해 피부 단자 검사(즉각적인 반응을 확인하는 검사)나 ELISA(효소 결합 면역 흡착법) 혈액 검사를 통해 음식에 대한 항체 반응을 측정하기도 한다.

이 검사들은 도움이 될 수는 있지만 완벽하지는 못하며, 특히 증상 없이 면역계가 특정 음식에 반응하는 '알레르기 감작'의 경우에는 위양성false positives** 이 나오는 경우가 많다.

* 머릿속이 멍해지는 현상
** 음성으로 나와야 할 검사 결과가 양성으로 나오는 것

음식 불내증과 음식 민감증

음식 불내증은 유당 불내증이나 히스타민 불내증과 마찬가지로 몸이 특정 음식을 제대로 소화하지 못할 때 발생하고 면역계와는 상관이 없다. 반면에 음식 민감증은 면역 반응을 지연시켜 복부 팽만, 피로, 관절 통증 같은 증상으로 이어지는 경우가 많다. 흔히 '새는 장'이라 불리는 장벽 손상 상태는 음식 불내증과 음식 민감증의 경계를 모호하게 만들어 더 많은 음식 입자가 면역계와 접촉하게 되며, 그 결과 만성 염증이 생겨날 가능성이 더 높아진다.

음식 민감증과 불내증 검사는 신뢰도가 낮다. 가장 효과적인 검사 방법은 '제거 식단법'으로 여겨지는데, 이는 2~4주 동안 식단에서 음식 민감증과 불내증 원인으로 추정되는 음식(글루텐, 유제품, 달걀 등)을 제거한 뒤 하나씩 다시 섭취하면서 몸의 반응을 관찰하는 방법이다. 증상이 다시 나타나면 식단에서 해당 음식을 6개월간 더 제거한 뒤 다시 섭취해본다. 다시 섭취했을 때도 증상이 지속된다면 그 음식을 더 오래, 보통 3개월에서 6개월간 더 제거한 뒤 다시 섭취해본다.

특히 다시 섭취하는 단계에서는 매일 일지에 증상을 기록하는 게 도움이 될 수 있다. 제거 식단법은 혼자서도 시도해볼 수 있지만, 최상의 결과를 얻고 싶다면 의료 전문가에게 도움을 받는 게 좋다.

검사는 늘 의료진의 감독 하에 이루어져야 하며,

알레르기 검사는 특히 더 그렇다.

면역글로불린G(IgG)•를 측정하는

가정용 음식 민감증 검사에서 주의해야 할 점은

이 검사가 음식 불내증이나 민감증을 확인해주는 것이 아니라

노출 정도를 보여준다는 것이다.

IgG는 기억 항체이며,

따라서 이 수치가 높게 나왔다면

해당 음식이 반드시 해롭다기보다는

최근에 섭취했다는 의미인 경우가 많다.

• 면역 반응에서 중요한 항체

혈당 관리를
잘하는 법

탄수화물은 건강 과학 분야에서 논란이 많은 주요 영양소 중 하나이며, 동시에 가장 개인차가 큰 영양소이기도 하다. 정말 중요한 것은 탄수화물을 얼마나 많이 먹느냐가 아니라, 탄수화물로 인해 생기는 포도당을 몸이 얼마나 잘 관리하느냐이다.

자신의 '적절한 탄수화물 섭취 수준'이 궁금하다면, 각 음식이 자신의 에너지 수준과 기분, 식욕에 어떤 영향을 미치는지 알아보자. 혈당 측정기나 연속 혈당 측정기CGM 또는 음식 및 기분 기록 일지 등을 활용하면, 어떤 탄수화물을 섭취할 때 컨디션이 안정적으로 유지되거나 급격한 피로감, 탄수화물에 대한 갈망이 생겨나는지 그 패턴을 알아낼 수 있다.

또한 의료 전문가에게 도움을 받아 공복 혈당, 당화혈색소HbA1c, 식후 혈당 등을 파악하면 몸이 탄수화물을 어떻게 처리하는지 훨씬 더 잘 알게 되어, 막연한 추측이 아닌 구체적인 혈액 검사 결과를 토대로 식단을 조절할 수 있다.

건강한 혈당 수치를 유지하라

우리 몸은 모든 탄수화물을 포도당(세포가 에너지로 사용하는 당)으로 분해한다. 하지만 모든 탄수화물이 혈당에 동일한 영향을 미치는 건 아니며, 우리 몸이 포도당을 처리하는 방식에 따라 매일 느끼는 컨디션도 큰 차이가 생길 수 있다.

● 최근 2~3개월간의 평균 혈당

탄수화물 섭취량에 집착하거나 탄수화물을 완전히 끊기보다는 혈당을 안정시키고 혈당의 급격한 상승을 피하는 데 집중하자. 혈당이 급상승하면 에너지 급감, 심한 피로감, 탄수화물에 대한 갈망 등으로 이어질 수 있다.

다음에 소개할 여러 실용적인 팁들은 '혈당 여신Glucose Goddess'으로 불리는 생화학자 제시 인차우스페Jessie Inchauspe에 의해 널리 알려진 전략이다. 이는 수많은 사람들에게 음식 섭취 순서와 음식 조합이 혈당에 어떤 영향을 미치는지를 이해하는 데 도움을 주었다. 그 전략들은 모두 과학적 근거가 있으며 실제 적용하기도 쉽다.

- 단백질로 하루를 시작하라. 단백질이 풍부하고 당분이 적은 아침 식사(달걀, 그릭 요거트 또는 채소를 곁들인 렌틸콩 등)를 하면 하루 종일 안정적인 에너지 유지 및 식욕 조절이 가능해진다.
- 음식 조합을 잘 활용하라. 탄수화물을 단백질이나 지방 또는 식이섬유와 함께 섭취해 포도당 흡수 속도를 늦추도록 하라.

예를 들어 과일을 견과류와 함께 먹거나 전분을 먹기 전에 채소를 먼저 먹는 것이다.

- 식사 후에 몸을 움직여라. 식사 후 10분에서 20분 정도 걷거나 스쿼트를 몇 번만 해도 근육 내 포도당 흡수가 늘어 식후 혈당이 눈에 띄게 낮아질 수 있다.
- 사과식초를 활용하라. 고탄수화물 식사를 하기 전에 사과식초 1~2티스푼을 물에 희석해 마시면 아세트산 성분 덕에 급격한 식후 혈당 상승이 완화될 수 있다.

저탄수화물 식단의 양면성

그렇다면 그냥 저탄수화물 식단으로 가야 할까? 키토 식단이나 앳킨스 식단Atkins diet 같은 저탄수화물 식단은 빠른 효과가 보장되는 경우가 많은데, 그럴 만한 이유가 있다. 포도당 섭취를 크게 줄임으로써, 허기가 줄고 에너지가 안

● 미국의 로버트 앳킨스 박사가 고안한 저탄수화물·고단백 식단

정될 뿐 아니라 빠른 체지방 감소도 가능하기 때문이다. 임상 환경에서 키토 식단은 간질과 뇌 손상, 일부 암, 대사 질환 등을 관리하는 데도 도움이 되는 것으로 밝혀졌다.

하지만 한 가지 짚고 넘어가야 할 사실이 있다. 섭취하는 지방과 단백질의 질이 중요하다는 것이다. 인기 있는 여러 저탄수화물 식단에는 가공육과 포화지방은 많지만 식이섬유와 미량영양소는 부족한 경우가 많다. 의학 학술지〈랜싯 The Lancet〉에 실린 연구에 따르면, 이 같은 불균형 때문에 특히 동물성 식품 위주의 저탄수화물 식단을 장기간 유지할 경우에는 조기 사망 위험이 증가하게 된다.

그리고 그에 못지않게 중요한 사실이지만, 키토 식단이 모든 사람에게 이상적인 식단은 아니다. 어떤 사람들은 식단에 탄수화물을 더 많이 포함할 때 오히려 컨디션이 더 좋아지는데, 육체 활동이 많거나 생리 중이거나 갑상선 또는 부신 기능 저하 증상이 있는 사람들은 특히 더 그렇다. 또한 인슐린 저항성이나 다낭성난소증후군PCOS이 있거나 혈당이 불안정한 사람은 탄수화물을 적당히 제한하는 게 도움이 될 수도 있다. 그리고 대사 유연성과 호르몬 상태는 물론 간 기능에 따라 다양한 다량영양소 패턴에 얼마나 잘 적응하는지가 달라질 수도 있다. 만일 저탄수화물 식단이나 키토 식단을 택한 뒤 피로감과 변비, 불안, 수면 장애 또는 생리 주기 이상을 느낀다면, 탄수화물을 줄이는 게 아니라 오히려 늘려야 한다는 신호일 수도 있다.

처음부터 극단적인 선택을 하는 것보다
먼저 음식의 질에 집중하고
그다음에 증상 기록, 혈당 모니터링, 각종 검사 등을 활용해
자신에게 맞는 탄수화물 섭취량을 찾는 것이 더 나은 접근법이다.
에너지 수준과 대사 기능, 장기적인 건강에 도움이 되는
적절한 수준의 탄수화물 섭취량을 찾도록 하라.

단백질은 에너지다

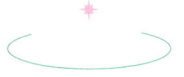

단백질은 우리 몸을 이루는 기본 요소로, 근육량을 유지하고 세포 조직을 회복시키며 호르몬을 만들고 대사 건강을 지키는 데 중요한 역할을 한다. 단백질은 나이가 들수록 중요성이 점점 더 커진다. 특히 근감소증으로 알려진 근육 손실을 예방하는 데 필요한데, 근감소증에 걸리면 몸이 허약해지고 움직이는 게 힘들어진다. 또한 근육을 잘 유지하면 대사 기능을 조절하고 건강한 체중을 유지하는 데도 아주 큰 도움이 된다.

우리는 얼마나 많은 단백질을 필요로 할까? 기본 권장량은 체중 1킬로그램당 하루에 약 0.8그램이다. 그러나 최근 연구에 따르면, 서른 살 넘는 성인은 그보다 조금 더 많이, 그러니까 보통 체중 1킬로그램당 하루에 1.2그램에서 2그램을 섭취해야 한다. 그러니까 한 끼에 약 25그램에서 30그램을 섭취해야 하는 셈이다. 정확한 섭취량은 생활 방식에 따라 달라진다. 근력 운동을 하거나 스트레스에서 회복 중이거나 고당 식단에서 벗어나려는 중이라면, 단백질의 역할은 훨씬 더 커진다. 단백질이 식욕을 조절해주고 혈당을 안정적으로 유지하게 해주며 식후 포만감을 더 쉽게 느끼도록 해주기 때문이다.

　　품질 문제에 관한 한 모든 단백질이 같은 건 아니다. 동물성 단백질(달걀, 생선, 가금류, 붉은 고기, 유제품 등)에는 모든 필수 아미노산이 함유되어 있으며, 체내에서 더 쉽게 흡수되고 활용된다. 또한 동물성 단백질에는 비타민 B12와 철분, 생체 이용률이 높은 아연 등 중요한 영양소들이 들어 있다. 이 영양소들은 식물성 식품만으로는 충분히 섭취하기 어려우며 호르몬 생성, 해독 작용, 에너지 생성 등에 요긴하다.

식물성 단백질(렌틸콩, 콩류, 퀴노아, 두부, 견과류, 씨앗류 등) 또한 중요한 역할을 하는데 특히 다양한 형태를 섭취할 때 더욱 그렇다. 그러나 같은 그램g 수로 비교해볼 경우, 동물성 단백질에 비해 단백질 함량이 낮고 탄수화물이나 지방 함량은 높은 경우가 많다. 예를 들어 견과류와 견과 버터는 흔히 고단백 간식으로 알려져 있지만, 사실 단백질 공급원보다는 지방 공급원에 더 가깝다. 그래서 닭고기나 생선을 소량 먹었을 때의 단백질 양만큼 섭취하려면 더 많은 양의 견과류를 먹어야 한다.

채식 식단이나 비건 식단을 택할 경우 식단의 다양성에 초점을 맞추도록 하라. 식사 때마다 콩류와 통곡물, 콩 기반의 식품을 조합해 필수 아미노산을 고루 섭취하는 것이 좋다. 일부 식물성 식품은 특정 필수 아미노산이 부족하지만, 그렇다고 식사 때마다 완벽한 조합을 맞출 필요는 없다. 우리 몸은 하루 내내 각종 아미노산을 모아 활용하므로, 식사 때마다 다양한 식물성 식품을 먹는다면 필요한 아미노산을 충분히 섭취할 수 있다.

메틸기가 풍부한 식품을
먹어야 하는 이유

메틸화는 후성 유전적 발현 과정 중 하나로, 유전자가 활성화되거나 비활성화되는 방식(유전자가 체내에서 활발히 사용되는지 아니면 비활성 상태로 남아 있는지)을 보여준다. 메틸화 과정은 DNA 복구, 에너지 생성, 해독은 물론 신경전달물질 합성에서도 아주 중요한 역할을 한다.

그러나 전 세계 인구의 약 40퍼센트는 메틸화 과정을 지연시키거나 저해할 수 있는 MTHFR(메틸렌테트라하이드로폴레이트 환원효소) 유전자 변이를 최소 하나는 갖고 있다.

MTHFR 유전자 변이는 비타민 B의 일종인 엽산의 체내 처리를 어렵게 만들어 에너지, 기분, 심장 건강 관련 문제가 생겨날 수 있다.

MTHFR 유전자는 엽산을 처리하고 활성화해 사용 가능한 형태로 전환하는 데 필요한 효소를 만든다. 이는 글루타티온을 생성하고 호르몬을 처리하며 우리 몸에 필요한 해독을 하고 심혈관 및 신경계 건강을 유지하는 데 꼭 필요한 효소다.

그런데 MTHFR 유전자에서 돌연변이가 일어나거나 변종이 생기면 엽산을 대사에 활용하거나 효율적으로 해독하거나 신경전달물질의 균형을 유지하는 게 어려워져 에너지, 기분, 생식력 등에 악영향을 미칠 수도 있다.

자신의 상태를 파악하고 그것이 건강에 어떤 영향을 미칠지를 알고 싶다면 민간 검사 기관에서 MTHFR 유전자 검사를 받으면 된다. 그 검사 결과를 토대로 식단을 조절하고 필요로 하는 영양제를 선택할 수 있다.

유전적 요인과 관계없이 식단에 메틸기가 풍부한 식품들을 포함하면 메틸화 촉진 및 전반적인 수명 연장에 도움이 될 수 있다. 비트와 표고버섯, 짙은 잎채소, 브로콜리나 콜리플라워, 케일 같은 십자화과 채소 등 메틸화에 도움이 되는 식품들을 자주 섭취하도록 하라. 이런 식품들은 몸의 회복과 재생 시스템에 연료처럼 사용되므로 누구에게나 도움이 된다.

위험한 가공식품과 첨가당

가공식품과 첨가당은 오늘날 식단에서 가장 해로운 식품에 속한다. 이 식품들은 염증과 심혈관 질환은 물론 비만, 인슐린 저항성, 제2형 당뇨병 같은 여러 대사 질환과도 연관이 있다. 그중 제2형 당뇨병은 전 세계에서 8번째 사망 원인에 해당된다. 게다가 연구에 따르면 첨가당을 과다 섭취할 경우 세포들의 노화 속도가 더 빨라질 수 있고 피부에 주름이 생길 수도 있다.

따라서 가공식품과 첨가당 섭취를 줄이면 생명을 위협

하는 질환의 발병 위험을 크게 낮추고 전반적인 건강을 더 잘 유지할 수 있을 뿐 아니라 눈에 띄는 노화 징후들을 늦추는 데도 도움이 될 수 있다. 무엇보다 먼저 식단에서 가공식품과 첨가당을 제거하고, 대신 과일, 채소, 통곡물, 저지방 단백질 등 영양가 높은 자연식품들을 주로 먹도록 하라.

간헐적 단식의 효과

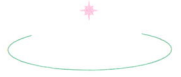

무엇을 먹느냐 못지않게 언제 먹느냐도 중요할 수 있다. 간헐적 단식(시간 제한 식이)은 매일 정해진 시간대에 식사를 하는 간단한 전략으로, 규칙적인 휴식 시간을 확보해 몸이 소화 활동에서 벗어나 회복에 집중할 수 있게 해준다. 연구에 따르면 그 결과 대사 활동이 활발해지고 염증이 줄어들며 세포 '대청소'인 자가포식이 이루어져 손상된 세포들이 제거되면서 장수하게 된다.

널리 알려진 한 가지 간헐적 단식은 16대8 단식으로, 하루에 8시간씩 정해진 시간대에만 음식을 섭취하는 방식이다. 나머지 16시간 동안은 음식을 먹지 않는다. 이때 물이나 블랙커피 또는 차를 마시는 건 괜찮다. 또 다른 단식은 5대2 단식인데, 주 5일은 평소처럼 먹고 연속되지 않은 2일 동안은 500~800칼로리만 섭취하는 방식이다.

그런데 간헐적 단식은 모든 사람에게 적합한 건 아니며, 호르몬 불균형 상태에 있거나 에너지가 낮거나 섭식 장애 이력이 있는 여성들의 경우 특히 더 그렇다. 여성의 몸은 에너지 부족으로 인식되는 상황에 더 민감하며, 특히 폐경 전후기나 가임기에는 이러한 민감성이 스트레스 호르몬인 코르티솔, 갑상샘 호르몬, 생식 호르몬의 균형에 영향을 줄 수 있다. 일부 여성에게는 단식으로 코르티솔 수치가 교란되거나 갑상선 기능이 저하되거나 규칙적인 배란·생리 주기에 문제가 생기기도 한다.

누구나 처음 간헐적 단식을 시도할 때는 컨디션이 약간 떨어지는 느낌이 드는 건 당연하다. 단식을 시작하고 약 12~16시간이 지나면 포도당을 태우던 몸이 지방을 태우기 시작한다. 그 과정에서 케톤이 생성되고, 뇌가 그것을 에너지원으로 사용할 수 있다. 그 때문에 많은 사람이 단식 중에 오히려 집중력이 높아지고 더 큰 에너지가 느껴지는 것이다. 적절한 관리가 뒷받침될 경우에 장기 단식은 인슐린 저항성, 세포 복구, 일부 암 치료 등에서도 유의미한 결과를 보였다. 단식을 하면 세포 내 에너지 공장인 미토콘드리아의 기능이 향상되기도 한다. 단식을 통해 손상된 미토콘드리아 제거(미토파지)가 촉진되고 새롭고 더 건강한 미토콘드리아 생성이 활발해지기 때문이다. 그래서 이후 에너지 수준이 더 높아지고 염증이 줄어들며 장기적으로는 더 건강해지게 된다.

단식을 하든 하지 않든, 늦은 밤에는 음식을 먹지 않는 게 가장 좋다. 잠잘 시간을 앞두고 음식을 먹으면 몸의 자연스러운 생체 리듬에 문제가 생기고 수면의 질도 떨어질 수 있다.

식단을 완전히 바꿀 필요는 없다.
하루 식사 시간을 8시간으로 줄이기만 해도
효과를 보기 시작할 수 있다.

똑똑하게
물 마시는 법

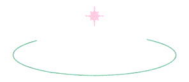

수분 섭취는 매일 건강을 지키는 데 가장 간단하면서도 간과하기 쉬운 방법이다. 물은 체온을 조절해주고 소화가 잘되게 해주며 영양소들을 필요한 데로 운반하는 데 도움을 준다. 매일 물을 충분히 마시면 허기와 갈증을 구분할 수 있게 되어 체중 관리에도 도움이 될 수 있다. 반면에 탈수는 피로와 두통, 집중력 저하, 인지 기능 저하로 이어질 수 있다. 게다가 특히 노년층에서의 만성적인 탈수는 신장 질환이나 요로 감염 위험 증가로 이어질 수 있다.

오늘날 우리가 마시는 물은 과도하게 여과되어 세포의 수분 균형 조절을 도와주는 마그네슘과 칼륨 같은 전해질 미네랄이 제거되는 경우가 많다. 첨가물이 없는 물도 수분은 공급하지만, 특히 스트레스를 받거나 신체 활동이 많거나 미네랄이 결핍된 상황에서는 전해질 미네랄이 없으면 물을 흡수하고 유지하는 효율이 떨어질 수 있다. 이러한 경우 시간이 지나면서 눈에 띄지 않는 만성적인 탈수로 이어지기도 한다.

갈증을 느끼지 않더라도 경미한 탈수 상태에 빠지는 경우는 놀랄 만큼 흔하다. 그 결과 두통, 피로, 브레인포그, 피부 건조, 기분 저하, 소화 부진 등을 겪을 수 있다. 대부분의 사람은 매일 깨닫지도 못하는 사이에 가벼운 탈수 상태를 겪고 있다.

더욱 효과적으로 수분을 섭취하는 방법은 다음과 같다.

• 물에 미네랄을 더하라. 물 한 컵에 셀틱 바다 소금 한 꼬집을 넣으면 물이 세포 안으로 더 효율적으로 흡수된다. 셀틱 바

다 소금에는 마그네슘과 칼륨을 비롯한 70가지 넘는 미량 미네랄이 함유되어 있어 수분 균형과 에너지 생성, 신경계 기능에 도움이 된다.

- 하루를 물로 시작하라. 잠에서 깬 뒤 30분 이내에 500~750밀리리터의 물을 마시는 걸 목표로 하자. 이는 잠자는 동안 소모된 체내 시스템을 보충하고 세포에 수분 공급을 촉진한다.

- 수소수를 마셔보라. 일부 초기 연구에 따르면, 정제 형태로 만든 수소수나 수소 생성 물병을 이용해 만든 수소수는 세포들을 복구하고 산화 스트레스를 줄이는 데 도움이 될 수도 있다.

술을 끊어야 하는 이유

어떤 이들은 적당한 알코올 섭취가 심장병 발병 위험을 낮춘다는 연구 결과를 인용하며 알코올이 건강에 좋다고 주장하기도 한다. 또 다른 이들은 적포도주를 '건강한' 술로 여기는데, 이는 적포도주에 수명을 늘려줄 수 있는 항산화 물질인 레스베라트롤이 들어 있다는 연구 결과 때문이다.

그러나 의학 학술지 〈랜싯〉에 실린 한 연구는 얼마를 마시든 알코올은 안전하지 않다는 걸 보여주었다. 알코올을 섭취하면 암에 걸리거나 간이 손상되거나 인지 기능이 저하될 위험이 커진다. 게다가 알코올은 중추신경 억제제로, 뇌 화학 작용을 교란하고 정신 건강을 해치며 혈당을 높일 수 있다. 또한 전 세계적으로 각종 질병과 조기 사망의 주요 위험 요인 중 하나이기도 하다.

물론 적포도주에는 유익한 항산화 물질인 레스베라트롤이 들어 있다. 하지만 대개 그 양은 한 잔당 2밀리그램도 되지 않는다. 적포도주는 건강에 이로울 수 있다고 주장하는 연구들에서는 대개 100~500밀리그램 이상의 레스베라트롤이 사용됐는데, 이는 하루에 적포도주를 50잔에서 250잔가량 마셔야 도달 가능한 수준이다. 의미 있는 효과를 얻고 싶다면 영양제를 복용하는 게 보다 현실적인 선택이다.

희생 없이 즐기는 법

알코올 음료의 일부 또는 전부를 탄산수나 허브차 또는 콤부차처럼 더 건강하고 영양가 있는 음료로 바꾸는 게 현명하다. 그런 음료들은 알코올의 단점 없이도 사람들과 어울리며 즐기고 싶다는 욕구를 채워줄 수 있다. 알코올로 인해 생길 수 있는 무기력함이나 후회 또는 건강상 위험 없이도 사람들과 함께하는 자리에서 잘 어울릴 수도 있다.

사교적인 자리에 참석할 때는 사전 계획을 세워놓자. 무엇을 마실지 미리 정하고 그 계획을 지키자. 요즘은 숙취 없이도 기분을 낼 수 있는 무알코올 칵테일 음료와 와인, 식물성 증류 음료를 제공하는 곳이 점점 늘고 있다. 파티에 좋아하는 무알코올 음료를 가져가는 것도 술을 사양하거나 유혹을 줄이는 데 도움이 된다.

알코올을 끊는다고 해서 뭔가를 잃는 게 아니다. 오히려 건강과 인간관계를 지키면서 개인적인 성장을 꾀할 수 있다. 스트레스나 사회적 불안을 해소하기 위해 알코올에 의존하고 있다면 더 건강한 대처 방법을 생각해보거나 전문가에게 도움을 받자. 그러나 아직 알코올과 헤어질 준비가 되지 않았다면, 섭취량을 주당 적포도주 한두 잔으로 제한하는 걸 고려해보자.

카페인은
약인가, 독인가

많은 사람이 집중력과 에너지를 높이고 기분을 좋아지게 하기 위해 매일 한 잔 내지 세 잔의 커피를 마신다. 커피 속 카페인은 각성도를 높이고 집중력을 향상시키며 파킨슨병 같은 질병들의 발병 위험을 낮추는 역할도 한다. 일부 연구에 따르면, 카페인을 적당히 섭취하면 장기적인 건강과 수명 연장에 도움이 될 수 있다. 그러나 대부분의 식품과 마찬가지로 각자가 처한 상황과 섭취량이 중요하다.

카페인의 위험성

카페인을 과다 섭취하면 뇌 가소성, 특히 학습에 반응해 뇌세포들이 변화하는 능력이 떨어질 수 있다. 또한 인지 기능이 저하되거나 스트레스 호르몬 수치가 늘어나거나 수면의 질에 부정적인 영향을 미칠 수도 있다.

마지막으로 카페인은 중독성이 있다. 그래서 사람들이 하루 종일 맑은 정신을 유지하고 에너지 저하를 막기 위해 매일 카페인을 섭취하게 만든다. 그렇지 않으면 두통, 피로감, 짜증 같은 금단 증상이 나타날 수 있다. 여기에는 유전적 요인도 작용한다. CYP1A2 유전자 특정 변이를 가진 사람들은 카페인을 처리하는 데 시간이 더 걸린다.

다시 말해 어떤 사람은 에스프레소나 홍차 한 잔만 마셔도 예민하고 불안해지거나 밤에 쉽게 잠들지 못하는 반면, 또 어떤 사람은 아무 문제 없이 카페인이 처리된다. 그러니 카페인을 완전히 끊기보다는 보다 신경 써서 섭취하도록 하라.

카페인 섭취량을 줄이거나 오후 2시 이후에는 섭취하지 않도록 하자(카페인의 반감기는 약 5~6시간).
그리고 CYP1A2 유전자 변이 검사를 통해 당신의 몸이 카페인을 어떻게 처리하는지 제대로 알아볼 수 있다.

현명한 영양제 사용법

지금까지 젊음을 위한 식사법과 당신의 몸에 맞게 영양을 조절하는 법을 배웠다. 하지만 아무리 영양가 높은 식단이라도 늘 충분하지는 않다. 현대 농업으로 인해 토양의 영양이 고갈된 데다가 만성 스트레스와 특정 약물로 인해 영양소 흡수가 어려울 수도 있다. 그리고 때로는 삶의 특정 단계에 있어서 또는 유전적 특성 때문에 특정 비타민이나 미네랄이 더 많이 필요해지기도 한다.

그럴 때 영양제가 좋은 해결책이 될 수 있다. 영양제만으로 건강이 눈에 띄게 변하진 않지만, 영양제는 이미 균형 잡힌 식단과 생활 방식에서 부족한 부분을 채워주는 수단이 된다. 이제 전반적인 삶의 질을 높여주는 5가지 영양제와 젊음을 위한 7가지 영양제를 소개한다.

삶의 질을 높이는 영양제

메틸화된 비타민 B군

비타민 B군은 DNA 복구와 에너지 대사, 세포 기능 등에 필수적이다. 또한 뇌 건강에도 도움을 주어 불안감과 우울증은 물론 인지 기능 저하 위험까지 낮춰주기도 한다. 마지막으로 비타민 B군은 에너지 대사에 중요한 역할을 하며 피로를 줄이는 데 도움을 준다. 유전자 변이로 인해 메틸화(활성화) 과정에 문제가 있는 사람은 일반적인 형태의 비타민을 활성화해 사용 가능한 형태로 전환하는 데 문제가 있을 수 있다. 이때 메틸화된 비타민 B군을 추가 복용하면 그런 문제가 완화될 수 있다.

메틸화된 비타민 B군은 전환 과정을 거치지 않아도 되므로 흡수도 더 잘되고 즉시 활용된다. 설사 MTHFR 유전자 변이가 없더라도 메틸화된 활성 형태의 비타민 B군은 체내에서 더 쉽게 흡수, 활용되므로 여전히 도움이 될 수 있다. 더 섭취하기 쉬운 비타민 B군을 원한다면 복합 비타민 형태로 판매되어 각 비타민을 따로 사지 않아도 되는 제품을 찾아보길 추천한다.

성인 권장 섭취량:
• 비타민 B2: 하루 1.3밀리그램
• 비타민 B6: 하루 1.3밀리그램
• 비타민 B9: 하루 400마이크로그램
• 비타민 B12: 하루 2.4마이크로그램

● 1밀리그램의 1,000분의 1

비타민 D

비타민 D는 흔히 '햇빛 비타민'이라고도 불리지만, 강력한 호르몬이기도 하다. 그런데 전 세계적으로도 상당수의 사람들, 특히 고위도 지역에 살고 있거나 대부분의 시간을 실내에서 보내는 사람들은 비타민 D가 부족하다. 이 비타민은 튼튼한 뼈를 유지하고 면역 기능을 촉진하며 기분을 조절하는 데 필수적이다. 또한 감염으로부터 몸을 보호하는 데 필요한 백혈구의 병원체 퇴치 능력도 높여준다. 비타민 D 수치가 낮으면 우울증이나 계절성 정서장애SAD 같은 기분 장애들에 걸리기 쉽다고 알려져 있다.

음식만으로는 충분한 비타민 D를 섭취하기 어려운 데다가, 모든 사람이 늘 햇빛에 노출될 수 있는 것도 아니다. 그래서 흔히 영양제 섭취가 권장된다. 특히 햇빛 노출이 제한된 성인의 권장 섭취량은 하루 5,000IU(국제 단위)이다.

마그네슘

일부 연구에 따르면 영국 인구의 약 70퍼센트가 마그네슘 수치가 낮은 상태이며, 만성 스트레스를 겪거나 신체적 활동량이 많은 사람은 그 비율이 더 높을 수 있다. 마그네슘은 에너지 생성, 근육 및 신경 기능, 수면 및 기분 조절 등 300가지가 넘는 효소 반응에 관여한다. 또한 비타민 D를 활성화하는 일도 한다. 마그네슘 수치가 떨어지면 수면의 질이 저하되고 과도한 스트레스 반응과 근육 경련이 일어날 뿐 아니라 인슐린 저항성이 높아질 수도 있다. 마그네슘 섭취를 늘린 뒤 수면의 질이 개선되고 불안감이 줄어들며 밤에 더 쉽게 긴장감이 풀린다고 느끼는 사람이 많다.

마그네슘에는 다음과 같은 형태가 있으며, 각각 하는 일이 약간씩 다르다.

- 마그네슘 글리시네이트: 장에 부담이 적고 진정 효과가 있어 스트레스 완화와 수면에 좋다.
- 마그네슘 시트레이트: 규칙적인 소화 기능에 도움이 된다.

• 마그네슘 트레오네이트: 인지 건강과 뇌 기능에 도움이 된다.

성인 권장 섭취량: 하루 400밀리그램(실제 함량 기준)

알파리포산

알파리포산ALA은 강력한 항산화 물질이다. 대사 과정에서 자연스레 생성되는데, 제대로 관리되지 않으면 세포, 단백질, DNA를 손상할 수 있는 불안정한 분자인 활성산소를 중화해 몸을 보호한다. 알파리포산은 비타민 C와 E 같은 다른 항산화 물질을 재생성하는 데도 도움을 준다. 또한 인슐린 감수성을 개선하고 파킨슨병 같은 신경 퇴행성 질환의 발병 위험을 낮추며 세포 차원에서 에너지 생성을 촉진하는 데 도움을 주기도 한다.

성인 권장 섭취량: 하루 600밀리그램

로디올라 로세아

로디올라 로세아는 '적응성 허브'이며, 원산지는 유럽과 아시아의 산악 지역이다. 수 세기 동안 특히 스트레스가 심한 환경에서 정신적 회복탄력성과 지구력을 높이고 기분을 좋게 하는 데 사용돼왔다. 동물 연구 결과에서 로디올라 로세아가 수명을 늘리는 것으로 나타났지만, 그 이유는 과학자들도 아직 완전히 알지 못한다. 사람을 대상으로 한 연구에 따르면, 학습 능력과 기억 기능을 높여주고 피로를 줄이는 데 도움이 될 수 있다고 밝혀져 학생이나 힘든 일을 하는 사람들에게 더없이 적합하다. 내약성을 확인하기 위해 먼저 낮은 용량(예를 들면 200밀리그램)을 섭취해보고, 필요할 경우 용량을 늘려라. 수면을 방해할 수 있으므로 가능하면 하루 중 이른 시간에 섭취하는 게 좋다.

> 성인 권장 섭취량: 하루 200~600밀리그램

• 몸이 스트레스에 더 잘 적응하게 해주는 약초

노화를 늦추는 영양제

NMN

NMN(니코틴아마이드 모노뉴클레오타이드)은 에너지 생성, DNA 복구, 건강한 세포 기능에 꼭 필요한 분자인 NAD+(니코틴아마이드 아데닌 디뉴클레오타이드) 수치를 높이는 데 도움이 된다. NAD+ 수치는 나이가 들수록 눈에 띄게 줄어들며, 그로 인해 피로감이 늘고 대사 기능이 저하되며 만성 질환 발병 위험이 높아진다. NAD+ 분자는 너무 커 세포 안으로 직접 들어갈 수 없기 때문에, NMN 같은 전구체 를 보충해주는 게 유망한 대안으로 떠올랐다. NMN은 흡수가 더 잘되며 세포 안에서 NAD+로 전환될 수 있다. NMN에 대한 연구는 대개 동물 연구에서 나온 것이며 현재 사람을 대상으로 연구도 진행 중인데, 대사 건강을 높여주고 근력, 유산소 능력, 인슐린 감수성 같은 지표들을 개선해주는 효과가 있는 것으로 나타났다. 또한 일부 연구에 따르면 NMN은 건

● 몸 안에서 다른 물질로 전환되기 전 상태의 물질

강한 장내 미생물 생태계 조성과 DNA 복구에도 도움을 주는데, 둘 다 장수와 밀접한 관련이 있는 요소이다.

성인 권장 섭취량: 하루 1그램
• 항산화 물질 레스베라트롤과 함께 섭취하면 시너지 효과

레스베라트롤

레스베라트롤은 적포도와 베리류, 땅콩에 들어 있는 강력한 항산화 물질로, 항염 효과가 있는 걸로 알려져 있다. 그간의 연구에 따르면, 심장 건강을 개선해주고 인슐린 감수성을 높여주며 세포 복구 및 장수와 관련된 단백질인 시르투인을 활성화해주기도 한다. 또한 에너지 대사를 개선하고 스트레스에 대한 저항력을 높이는 데도 도움이 된다. 동물 연구에서는 노화를 늦추고 암세포 성장을 억제하는 효과도 있는 걸로 밝혀졌다. 레스베라트롤은 흡수가 잘 안될 뿐만 아니라 음식만으로는 많은 양을 섭취하기 어려워

영양제 복용이 권장된다.

성인 권장 섭취량: 하루 1그램
＊ NMN과 함께 복용하면 시너지 효과

히알루론산

히알루론산은 피부와 관절에 자연스레 존재하는 분자인데, 자기 무게의 최대 1,000배에 달하는 수분을 끌어당기는 걸로 잘 알려져 있다. 기본적으로 수분을 끌어당기는 자석 같은 역할을 해, 피부를 촉촉하고 매끄럽고 탄력 있게 유지하는 데 도움을 준다. 히알루론산은 나이가 들수록 줄어들며, 그 결과 피부가 건조해지고 잔주름이 생기며 관절이 뻣뻣해진다.

연구에 따르면 히알루론산을 12주 동안 경구 섭취할 경우, 피부가 촉촉해지고 탄력 있어질 뿐 아니라 주름도 완화된다. 또한 히알루론산이 골관절염 증상과 그에 수반되는 구조적 손상을 완화해준다는 연구 결과들도 있다.

피세틴

피세틴은 채소와 과일에 들어 있는 식물성 화합물이다. 특히 사과와 딸기에 많이 들어 있다. 피세틴은 노화 세포 제거 물질인 세놀리틱으로 분류되는데, 더는 분열하지 않으면서도 죽지 않고 기능이 저하된 상태로 남아 있는 노화 세포들을 몸에서 제거하는 데 도움을 준다는 의미다. 이러한 노화 세포들은 염증 유발 분자를 방출해 주변 조직을 손상시킬 뿐 아니라 건강한 주변 세포들마저 노화하게 만든다. 다시 말해 위험한 생물학적 '방관자 효과'를 일으키는 것이다. 시간이 지나면서 면역 기능이 저하되면 노화 세포가 더 많아져 노화가 촉진되고 만성 질환이 생겨나게 된다. 피세틴은 이러한 세포 부담을 줄여 면역 체계 기능이 보다 효과적으로 유지되게 해준다. 동물 연구에서 피세틴은 염중을 줄여주고 뇌 건강을 향상시키며 수명을 늘려줄 수 있다는 가능성을 보여주었다. 현재 사람을 대상으로 한 임상 연구도 진행 중이다.

> 성인 권장 섭취량: 하루 100밀리그램

스페르미딘

스페르미딘은 대두, 버섯, 숙성 치즈 같은 식품에서 자연적으로 생겨나는 화합물이다. 스페르미딘은 오래되고 손상된 세포를 제거하는 우리 몸의 자연스러운 과정인 자가포식을 촉진시켜주는 역할을 한다. 그 결과 심장 건강과 뇌 기능을 높여주고 수명 연장에도 도움이 될 수 있다. 또한 연구에 따르면 스페르미딘은 동물과 사람 모두에서 비만과 기타 다른 질환들을 완화하는 데 도움이 되기도 한다.

> 성인 권장 섭취량: 하루 5밀리그램

코엔자임 Q10

코엔자임 Q10COQ10은 '세포 발전소'인 미토콘드리아에서 에너지를 생성하는 데 꼭 필요한 물질이다. 이 물질은 나이가 들면서 자연스레 줄어들고, 콜레스테롤 수치를 낮추는 스타틴 약물이나 만성 스트레스로 인해 더 줄어들 수도 있다. 코엔자임 Q10은 심혈관 건강과 생식 및 운동 수행 능력을 높여주는 역할도 한다.

> 권장 1일 섭취량:
> 유비퀴놀(코엔자임 Q10의 활성형) 100~200밀리그램

글루타티온

글루타티온은 흔히 몸의 '마스터 항산화제'로 불리며 해독 작용과 면역 회복, 미토콘드리아 기능에서 가장 중요한 역할을 한다. 독소를 중화하고 간 건강을 개선해줄 뿐 아니라 산화 스트레스가 높거나 장기간 유해 물질에 노출되는

상황에서 특히 중요한 역할을 한다.

글루타티온 흡수율을 높이기 위해 리포솜liposome 형태의 글루타티온을 선택하거나 체내 글루타티온 생성을 돕는 전구체인 NAC(N-아세틸시스테인) 섭취를 고려해보라.

> 권장 1일 섭취량: 글루타티온: 250~500밀리그램
> * 또는 NAC: 600~1,200밀리그램

● 인지질 이중막으로 유효 성분을 감싸 소화 과정에서 파괴를 줄이고 체내 흡수를 높인 구조

가장 좋은 영양제는 당신의 몸과 생활 방식,

그리고 개인적인 필요에 맞는 영양제다.

먼저 검사를 통해 결핍된 영양소 유무를 확인한 뒤,

의사, 영양사, 기능의학 전문가 등 믿을 만한

전문가와 함께 영양제를 선택하라.

또한 약을 복용 중이라면 같이 섭취해도 괜찮은지 확인하고

흡수가 잘되는 형태의 영양제를 선택하라.

영양제는 음식, 신체 활동, 수면, 스트레스 관리 같은

건강의 기본적인 요소들을 대신하는 것이 아니며,

몸이 제 기능을 할 수 있게 돕는 보조 수단이라는 걸 잊지 말라.

SUMMARY

먹는 음식의 종류와 식사 방법은 노화 과정에 지대한 영향을 미친다. 이 장에서는 완벽함보다는 개인별 맞춤에 초점을 맞추어 영양소 밀도, 혈당 조절, 염증 그리고 세포 건강 등을 과학적인 관점에서 살펴보았다. 중요한 것은 엄격한 식단을 따르거나 특정 식품군을 완전히 배제하는 것이 아니라, 당신의 몸이 여러 음식에 어떻게 반응하는지를 파악해 에너지와 건강을 뒷받침하는 선택을 하는 것이다.

메틸화 과정에 도움을 주고 미토콘드리아에 에너지를 공급하는 것부터 수분 섭취를 높이고 가공식품을 멀리하는 것에 이르기까지, 당신이 취하는 모든 변화는 몸에 보내는 신호가 된다. 그리고 바로 여기서부터 치유가 시작될 수 있다. 질이 중요하다. 타이밍도 중요하다. 당신의 몸은 늘 외부 반응에 반응하고 있으며, 음식은 당신이 이용할 수 있는 강력한 지렛대 중 하나다.

젊음에 도움이 되는 것들을 먹어라

- 가공되지 않은 영양가 높은 식품들을 최우선으로 먹는다.
- 혈당 균형에 집중한다. 음식 조합, 육체 활동, 단백질 위주의 식사를 활용한다.
- 짙은 잎채소, 비트, 메틸화된 비타민 B군을 섭취해 메틸화 과정을 지원한다.
- 섭취하는 수분의 질을 높인다. 셀틱 바다 소금이나 미네랄을 추가하고 도움이 더 필요하다면 수소수를 마셔본다.
- 맞춤형 영양제(마그네슘, 오메가-3, 비타민 D, 코엔자임 Q10, 글루타티온 등)를 활용해 에너지 생성과 해독, 회복을 촉진한다.
- 자가포식을 활성화하고 몸이 재정비할 시간을 벌기 위해 간헐적 단식을 고려한다.

CHAPTER 2

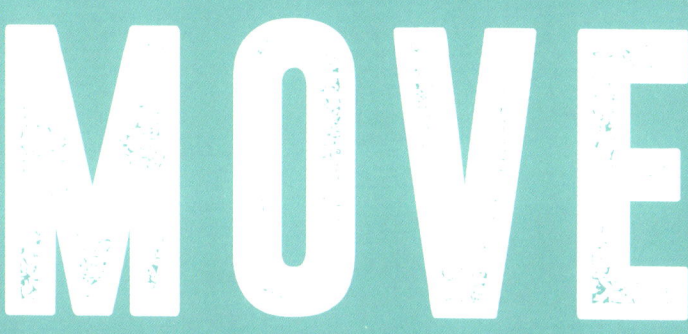

MOVE

운동의 힘

"근육은 대사에 꼭 필요한 기관이다.
근육이 더 많을수록
더 잘 늙어가게 된다."

———

가브리엘 라이언 박사
《포에버 스트롱: 평생 건강을 위한 근육 혁명》 저자

더 오래 젊게 살고 싶다면 근육을 만들어라. 근육은 단순히 몸의 움직임을 돕는 조직이 아니라, 건강하게 늙어가는 데 아주 중요한 역할을 하는 활발한 대사 기관이다. 또한 근육은 몸 안에서 포도당이 가장 많이 처리되는 곳으로, 혈당을 안정시키고 인슐린 기능 저하를 예방하며 에너지 및 기분 조절에도 관여한다.

근육은 마이오카인이라 불리는 항염증 분자들을 생성하는데, 이 분자들은 뇌를 보호하고 면역 체계를 강화하며 스트레스 및 부상, 질병으로부터 더 빠르게 회복하도록 돕는다. 또한 근육은 근감소증을 멈추거나 늦춰줄 뿐 아니라 때에 따라 원상 회복시켜주기도 하는 유일한 대사 기관이다. 참고로 근감소증은 30대에 시작해 40대와 50대에 가속화되는 노화 관련 근육 손실 증상으로, 방치할 경우 건강 수명이 크게 줄어든다.

연구에 따르면 나이가 들면서 근육량을 더 많이 유지하는 것만으로도 만성 질환 발병 위험이 줄어들고 뇌 기능이 개선되며 수명도 더 길어진다. 실제로 현재 노년층에서 근육량 부족은 비만이나 흡연보다 조기 사망을 예측하는 데 더 중요한 지표로 여겨진다. 간단히 말해, 근육은 젊음에 꼭 필요한 기관이다. 근육은 제2형 당뇨병과 심장병, 골다공증, 인지 저하 등 거의 모든 노화 관련 질환으로부터 당신을 지켜줄 뿐 아니라 신진대사와 세포 복구에 관여하는 유전자까지 활성화시켜준다.

규칙적인 근력 강화 운동은 수면의 질도 높여준다. 또한 몸을 회복시켜주는 가장 깊은 단계의 서파 수면slow-wave sleep을 촉진해 밤새 호르몬 균형을 맞추고 혈액 속 과잉 포도당을 제거할 뿐 아니라, 최근 밝혀진 야간 뇌 노폐물 청소 시스템인 글림프계 시스템을 통해 뇌 해독에도 도움을 준다. 그러나 잠들기 전 4시간 이내에 격한 운동을 하면 수면의 질이 떨어질 수 있음을 명심해야 한다. 또한 더 편안한 밤을 보내고 싶다면, 하루 중 저녁에는 가벼운 운동을 하고 이른 시간에 마치는 게 좋다.

모든 움직임이 가치 있긴 하지만, 모든 움직임이 근육을 만드는 건 아니다. 미래의 자신을 위해 당신이 취할 수 있는 가장 강력한 조치는 근육을 만들고 유지하는 일인데, 근감소증과 대사 기능 저하 위험이 급격히 높아지는 40세 이후에는 특히 더 그렇다. 필라테스와 요가, 기타 가벼운 움직임은 유연성, 회복, 신경계 균형에 필요한 강력한 수단이지만, 근육 조직을 단련하는 집중적이고 점진적인 근력 강화 운동에 비할 수는 없다.

장수는 억지로 밀어붙인다고 해서 이뤄지는 게 아니다.
즐거워서 계속할 수 있을 때 이뤄진다.
어린 시절에 무엇을 좋아했었는지 떠올려보라.
달리기였는가, 자전거 타기였는가,
뭔가를 타고 오르기였는가, 아니면 춤추기였는가?
움직이는 게 즐거울수록 계속할 가능성이 커지며,
모든 것을 바꾸는 힘은 꾸준함에서 나온다.
근력 운동과 회복을 돕는 움직임,
즐거운 신체 활동을 균형 있게 잘 섞으면,
신진대사를 재조정하고 뇌를 보호할 수 있다.
또 손주들과 뛰어놀고 잠을 잘 자며 빨리 회복하고
노년에도 정신을 맑게 유지하는 데 필요한
에너지와 회복력을 기를 수도 있다.

젊음에
꼭 필요한 자산, 근육

'근력 운동을 한다'는 건 대체 무슨 의미일까? 첫날부터 무리하게 한계 수준까지 밀어붙인다는 게 아니라, 근육 발달에 필요한 자극을 줄 정도의 운동을 한다는 의미다. 여기서 유용한 기준이 바로 '반복 최대치', 즉 피로해질 때까지 올바른 자세로 수행할 수 있는 최대 반복 횟수이다. 8회에서 12회 정도 실시할 수 있고 마지막 2회는 힘들지만 자세를 흐트러뜨리지 않고 할 수 있다면, 당신에게 맞는 중량을 찾은 것이다. 그게 당신에게 맞는 최적의 중량 구간이다.

시간이 지나면 중량(또는 반복 횟수)을 늘려가며 점차 강도를 높여 근육량을 늘리도록 하라.

근육은 몸에서 가장 큰 대사 기관으로, 혈당 조절과 미토콘드리아 건강, 인슐린 민감성 개선에 필수적이다. 이는 골격근이 포도당의 주요 저장소 역할을 해, 혈류 안에서 당을 끌어와 글리코겐 형태로 저장하기 때문이다. 그래서 근육을 더 많이 더 자주 사용할수록 식사 후 혈당을 더 효율적으로 처리할 수 있다.

또한 근육은 항염증 물질인 마이오카인을 분비해 뇌를 보호하고 골밀도를 높이며 혈당을 조절하고 질병에 대한 저항력을 키워준다. 근육은 인지 기능과 면역 기능 강화는 물론 육체적·정신적 스트레스에서 회복하는 데도 도움을 준다. 근육은 단지 몸을 곧게 세워줄 뿐 아니라 생각을 또렷하게 하고 힘차게 움직이게도 해준다. 그러니 적응력을 기르고 근육량을 유지하며 건강한 노화를 뒷받침하기 위해, 적어도 주 2회 이상 전신 근력 운동을 하는 걸 목표로 삼도록 하라.

적당한 근력을 알려면

그렇다면 근력 운동 진행 상황은 어떻게 확인할 수 있을까? 가브리엘 라이언Gabrielle Lyon 박사와 피터 아티아Peter Attia 박사 같은 전문가들은 자기 체중만큼 무거운 역기나 덤벨 등을 데드리프트deadlift로 들어 올리거나, 장을 본 식료품 등을 들고 계단을 오르거나, 바닥에 앉아 있거나 누워 있다가 아무 도움 없이 일어날 수 있을 정도의 근력을 유지할 것을 권한다. 이는 과시하기 위해서가 아니라 몸을 지키기 위해서이다. 간단하면서도 과학적으로 입증된 또 다른 노화 지표가 있는데, 바로 악력이다.

악력, 즉 어떤 물건을 손으로 잡거나 꼭 쥐고 있을 때 손과 팔뚝이 내는 힘은 전신 근육량과 심장 건강, 심지어 인지 기능과도 연관이 있다. 실제로 연구 결과에 따르면, 악력이 약할수록 모든 원인으로 인한 사망 위험과 질병의 조기 발병 위험이 더 높고 신체가 쇠약해질 가능성도 더 높다. 그래서 악력이 강할수록 생물학적 노화 속도가 더 느리기 때문에, 많은 연구자는 악력을 신뢰할 만한 '노화의 생체 지표'로 여긴다.

악력은 휴대용 근력계를 이용해 측정할 수 있지만, 병뚜껑을 얼마나 쉽게 열 수 있고 무거운 가방을 얼마나 쉽게 들고 다닐 수 있으며 철봉에 얼마나 오래 매달릴 수 있는지를 확인해보는 것만으로도 현재 상태가 어떤지 짐작할 수 있다. 악력을 키우고 싶다면 데드 행dead hang 이나 파머스 캐리farmer's carry •• , 케틀벨 운동kettlebell work, 로우row ••• 또는 턱걸이chin-up 같은 운동을 우선적으로 하자.

> 역기나 덤벨처럼 무거운 운동 기구가 부담스럽다면, 탄력 밴드나 자신의 체중을 이용한 운동부터 시작하자. 운동 방법보다 더 중요한 것은 근력을 기르려고 운동을 하고 근력을 유지하려고 먹는다는 메시지를 몸에 전하는 것이다.
> 근력 운동을 할 때는 반드시 단백질이 풍부한 식사를 해서 몸이 회복하고 성장하며 대사 기능을 제대로 유지하는 데 필요한 음식을 충분히 공급해야 한다.

• 힘을 빼고 철봉에 매달리는 운동
•• 양손에 무거운 걸 들고 걸어가는 운동
•• 무거운 걸 몸 쪽으로 끌어당기는 운동

유산소 운동의 중요성

근력 운동이 대사 엔진을 만든다면, 유산소 운동은 그 엔진이 계속 잘 돌아가게 해준다. 빠르게 걷기나 자전거 타기, 수영, 달리기, 춤 같은 유산소 운동은 심장과 폐, 혈관계를 강화시켜준다. 또 유산소 운동은 나이가 들어 심장병을 예방하고 뇌 건강을 지키려 할 때 활용할 수 있는 운동으로, 가장 많은 연구가 이루어진 운동이기도 하다.

규칙적으로 유산소 운동을 하면 뇌로 향하는 혈류와 산소 공급이 원활해져 기억력과 실행 기능이 좋아질 뿐 아니라 새로운 신경세포의 성장에도 도움이 된다. 특히 해마처럼 노화의 영향을 받기 쉬운 뇌 부위에 더 도움이 된다. 연구 결과에 따르면, 장기간 꾸준히 유산소 운동을 할 경우 인지 기능 저하 및 치매 발병 위험을 낮출 수 있다.

보다 짧은 시간에 보다 큰 효과를 보기 원한다면, 잠시 고강도의 운동을 한 뒤 휴식 또는 저강도의 운동을 하는 고강도 인터벌 트레이닝HIIT을 시도해볼 수 있다. 간단한 예를 들자면, 30초간 힘차게 자전거를 타거나 전력 질주한 뒤 15초에서 30초간 회복하는 과정을 10분에서 15분간 반복하는 식이다.

고강도 인터벌 트레이닝을 하면 지구력이 좋아지고 근육량은 유지되면서 체지방이 줄어들며 신경 가소성과 인지 기능에 꼭 필요한 분자인 뇌유래신경영양인자BDNF의 분비가 촉진된다.

산책의 엄청난 위력

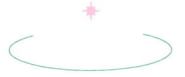

　근력 운동이 1주일간의 생활에 자연스러운 일부가 된다면 걷기는 뇌와 혈당, 신경계, 호흡 건강을 추가로 보완해주는 역할을 한다. 식사 후 단 5~10분만 걸어도 혈당이 급격히 오르는 것을 막고 호르몬 균형을 잡는 데도 도움이 된다. 걷기는 심혈관 건강에도 좋고 사망 위험을 줄이는 데도 좋다. 그러나 근육량을 유지하거나 늘리는 데는 거의 도움이 되지 않는다. 그래서 근력 운동은 당신에게 여전히 꼭 필요하다.

또한 하루에 꼭 1만 보를 걸어야 하는 것은 아니다. 1만 보는 과학적 근거가 있는 기준이 아니라 1960년대 일본의 한 광고 캠페인에서 나온 기준이다. 연구에 따르면 걷기의 효과는 약 2,500보부터 나타나기 시작하며, 특히 나이가 들면 6,000보에서 8,000보 사이에서 효과가 줄어드는 경향이 있다.

걷기는 단순한 육체 활동이 아니라 신경계를 재조정하는 활동이기도 하다. 리듬감 있는 움직임을 하다 보면 스트레스가 완화되고 미주신경의 긴장도가 줄어들며 '투쟁 또는 도피 반응' 상태에서 벗어나 더욱 평온한 상태로 바뀌게 된다. 또한 연구에 따르면, 걷기를 하면 정신이 명료해지고 창의성도 높아진다. 평소에 많이 걷는 사람들은 주로 앉아서 생활하는 사람들에 비해 창의적인 아이디어를 내는 비율이 평균 60퍼센트 정도 더 높다. 예를 들어 스티브 잡스와 마크 저커버그는 걷기를 하면서 회의를 하는 모습이 자주 목격되곤 했다.

더 효과적으로 걷기

더 큰 효과를 보고 싶은가? 그렇다면 자연 속을 걸어라. 나무들은 박테리아와 곰팡이, 곤충들로부터 스스로를 지키는 천연 방어 체계 역할을 하는 생리활성 화합물, 피톤치드를 방출한다. 특히 다양한 생물이 살고 있는 숲속에서 피톤치드를 들이마시면 몸의 생리 기능에 측정 가능한 변화가 나타난다. 피톤치드는 자연살해세포natural killer cell 활성화를 촉진해 바이러스와 비정상적인 세포들에 대한 면역력을 강화해준다. 또한 스트레스 호르몬인 코르티솔 수치를 낮추고 신경계 조절에 도움을 줄 뿐 아니라 심박수와 혈압을 낮추고 심박변이도HRV·도 개선함으로써 편히 쉬는 가운데 소화도 잘되는 '부교감신경 우세 상태'로 이어진다. 또한 시간이 지나면 이 같은 신경계 재조정으로 멜라토닌 관련 경로들이 개선되면서 수면의 질도 좋아진다.

숲속 공기가 불안감을 줄여주고 기분을 좋아지게 하며

· 심장 박동의 변이 정도

안정감과 활력을 준다는 건 놀라운 일이 아니다. 그리고 사랑하는 사람과 함께 걸을 때 그 효과는 더 커지는데, 친밀한 인간관계가 장기적인 건강과 행복을 보장해주는 가장 강력한 예측 변수이기 때문이다. 결국 중요한 것은 특정한 수치에 도달하는 게 아니다. 중요한 것은 리듬과 회복이다. 몸을 움직이는 것만으로도 치유가 가능하며 그게 믿을 수 없을 만큼 쉬운 일이라는 걸 기억하는 것이다.

일상생활 속 부지런하기

일상생활에서 움직임을 통해 몸을 돌볼 수 있는 기회는 아주 많다. 만일 신체 활동을 체크하길 좋아한다면, 대부분의 스마트폰과 웨어러블 기기를 이용해 걸음 수를 측정할 수 있다. 평균 90분 정도 걸으면 1만 보가 나오지만, 그 절반만 걸어도 건강에 상당히 도움이 된다. 대부분의 사람은 각종 심부름과 반려견 산책, 집안일, 출퇴근만으로도 하루에 3,500보에서 5,000보 정도를 걷는다. 따라서 당신은 생각보다 더 걷기 목표에 가까운 상태일지도 모른다.

하루에 더 많이 움직이고 싶은가? 그렇다면 식사 후에 잠깐 산책을 하라. 걷기 전용 러닝머신을 구입하라. 항상 계단을 이용하라. 회의 시간과 회의 시간 사이 또는 저녁 식사 준비 시간에 벽 푸시업wall push-up이나 에어 스쿼트air squt 또는 워킹 런지walking lunge를 해보라. 이처럼 간단한 움직임을 반복하면 근육을 키우고 포도당 흡수를 높이는 데 도움이 된다.

또한 잦은 움직임은 이른바 '호르메틱 스트레서hormetic stressor'로 작용하는데, 이는 미토콘드리아 기능을 높이고 대사 유연성을 기를 수 있게 몸을 자극하는 유익한 스트레스 요인이다. 일상생활에서 자주 이렇게 간단한 움직임을 반복함으로써 우리 몸에 '적응하고 회복하고 더 강해지라'는 강력한 생물학적 신호를 보내게 된다.

● 오히려 건강에 좋은 적절한 강도와 빈도의 스트레스 요인

운동은 다다익선

근력 운동이 건강한 노화의 초석이긴 하지만, 다른 형태의 운동들도 중요한 보조 역할을 한다. 유산소 운동은 심장과 폐를 튼튼하게 유지해주고 혈액 순환에 도움이 되며 뇌에 산소를 공급해준다. 관절을 부드럽게 움직이게 해주는 가동성 운동mobility work과 심신 운동mind-body movement 그리고 스트레칭 같은 운동은 관절 건강, 유연성, 협응력 유지에 도움이 된다. 이런 운동들이 점진적인 저항 운동을 대체할

* 마음과 몸을 함께 사용하는 운동

수는 없겠지만, 꾸준히 하면 신경계 조절, 자세 개선, 부상 예방 등에 큰 효과를 볼 수 있다.

더 다양한 운동을 할수록 몸은 더 큰 회복력을 갖게 된다. 각 운동은 심장부터 림프계, 뇌에 이르는 여러 인체 시스템들을 활성화시켜준다. 어떤 운동이 자신의 몸에 잘 맞는지 알아보고, 수시로 달라지는 삶의 환경에 맞춰 운동 방식을 바꿔나가도록 하라.

몸에 좋은
최소한의 운동량은?

운동은 건강을 지키는 모든 방법 가운데 투자 대비 효과가 가장 높은 편에 속한다. 1주일에 단 몇 시간만 운동에 투자해도 수년간 자립할 수 있고 사고력이 좋아지며 좋아하는 일을 하며 보내는 시간도 더 늘어난다. 그러나 운동을 너무 안 하면 몸이 약해지고 너무 많이 하면 탈진하거나 부상당할 위험이 커지게 된다. 장기적인 효과를 얻으려면 신체 활동을 적절히 하는 것이 가장 중요하다. 그러나 안타깝게도 대부분의 사람은 충분히 움직이지 않는다.

2022년 세계보건기구WHO 보고서에 따르면, 전 세계 성인 네 명 중 한 명 이상이 최소 신체 활동 수준에 미달한다. 오늘날에는 장시간 앉아 있는 생활 방식이 보편화되면서 특히 더 그렇다.

그렇다면 적절한 운동량은 어느 정도일까? 일반적으로 주당 최소 150분의 중간 강도 운동, 즉 하루 약 20분의 운동이 권장된다. 그중 최소 두 번은 꼭 근력 운동을 해서 근육량을 유지하도록 하라.

여기에 주당 1~2회의 고강도 인터벌 트레이닝HIIT을 추가해도 좋은데, 시간은 7분 정도면 충분하고 평상시 운동의 마무리로 해도 좋다. 가동성 운동이나 스트레칭은 주 1회만 해도 효과를 볼 수 있다.

그러나 가장 좋은 것은 당신이 꾸준히 지킬 수 있는 계획이다. 건강하게 나이 드는 법에 관한 한 완벽함보다 더 중요한 건 일관성이기 때문이다. 그렇다고 마라톤까지 할 필요는 없지만, 일흔다섯 나이에도 장 본 물건들을 직접 들고 다니고 여든에도 계단을 자신 있게 오르며 관절 통증 없이 정원에서 손주들과 함께 뛰어다니고 싶다면 규칙적으로 움직여야 한다.

운동이 힘든 진짜 이유

그런데 그 모든 걸 시작할 에너지마저 없다면 어떻게 해야 할까? 그건 의지력 문제가 아니라, 미토콘드리아가 보내는 신호일 수 있다. 세포 안에 있는 이 작은 발전소는 각종 움직임과 기억에서부터 호르몬 생성과 회복에 이르는 모든 것에 에너지를 공급한다. 미토콘드리아가 영양 공급을 못 받거나 지나치게 혹사당하거나 염증 상태에 놓이면, 그게 바로 몸에 나타난다. 극심한 피로감을 느끼거나 브레인포그가 나타나거나 수면의 질이 저하되거나 아니면 더 이상 예전의 나 같지 않다는 느낌이 들기도 한다. 음식과 스트레스와 독성 물질은 물론 당신이 소비하는 정보까지도 미토콘드리아의 기능에 큰 영향을 미친다.

이 이야기가 마음에 와닿는다면, 먼저 몸에 영양을 공급하는 것부터 시작하라. 영양가가 높은 음식, 검사 결과에 따른 특정 영양제 그리고 신경계 회복을 통해 몸을 재충전하라. 걷기부터 시작하자. 하루에 단 10분에서 15분만 투자해도 몸의 에너지 시스템에 큰 부담을 주지 않으면서 자연스레 활력을 얻을 수 있다.

아주 조금이라도 일단 에너지가 다시 돌아오기 시작하면, 시간이 지나면서 점점 더 많은 에너지가 돌아오게 된다. 꾸준히 살살 움직이면, 몇 주 이내에 잠을 더 잘 자게 되고 집중력이 높아지며 기분이 보다 안정되는 걸 느낄 수 있다. 아마 한 달도 안 돼 주변 사람들이 당신의 활기찬 에너지를 알아보게 될 것이다. 세 달이 지나면 자세가 좋아지고 지구력이 향상되며 생각이 명료해지는 게 절로 느껴질 것이다. 그렇게 몸이 어느 정도 준비되면 근력 운동과 고강도 인터벌 트레이닝을 해도 좋지만, 그에 앞서 먼저 그 토대를 만들어야 한다. 건강하고 회복력 있는 미토콘드리아를 만들어야 하는 것이다.

잊지 말라. 운동이 꼭 힘들거나 고통스러워야 효과를 보는 건 아니다. 최대 운동 능력의 60~80퍼센트 정도(가볍게 대화를 나눌 수 있는 정도)의 신체 활동이면 충분히 효과를 볼 수 있다. 몸이 준비되면 주당 1~2회 고강도 인터벌 트레이닝을 추가해도 좋다. 이때 운동 강도는 최대 운동 능력의 90~95퍼센트까지 올라간다.

가장 중요한 건 운동의 강도가 아니라
꾸준함이다.
그러니 당신이 즐길 수 있고
당신의 생활 방식에 맞는 운동을
먼저 찾도록 하라.
그런 다음 그 운동을 계속하라.
적은 양의 운동이라도 규칙적으로 하면
시간이 지날수록 건강이 상당히 좋아진다.

심신 수련의 힘

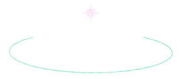

움직임은 단순히 육체적인 활동이 아니다. 신경학적인 활동이며 감정적인 활동이기도 하다. 신체 운동과 더불어 심신 수련mind-body practices은 건강 관리 계획에서 간과하기 쉬운 요소로 이 운동은 당신의 신경계 기능을 한 단계 끌어올리는 데 도움이 된다.

심신 수련이 뇌의 신경 가소성을 높이고 세포 차원에서의 유전자 발현에 영향을 주며 스트레스 관련 경로들을 조절하는 데 도움이 된다는 걸 보여주는 연구 결과가 점점 더 많아지고 있다. 스트레스 관련 경로들을 조절하면 심박수 증가, 근육 긴장, 빠른 호흡 등 스트레스로 인한 증상이 줄어든다. 또 코르티솔 같은 '스트레스' 호르몬의 균형이 맞춰져 더 차분해진다.

그 결과 근육이나 심박변이도뿐 아니라 삶에 반응하는 방식에서도 건강한 회복력이 길러지게 된다. 호흡 훈련과 명상, 요가, 기공은 가볍게 덧붙이는 선택 사항이 아니다. 평정심을 되살려주고 집중력을 높여주며 안에서부터 몸을 노화시키는 생리적 스트레스 반응을 조율해주는 중요한 수련 방법이다.

다른 운동과 달리 이런 수련의 목적은 근육을 키우거나 칼로리를 소모하는 데 있지 않다. 심신 수련은 호흡과 움직임, 의도가 서로 어울러 뇌와 몸을 안전한 회복 상태로 전환하는 데 있다.

요가의 매력

요가의 본질은 운동이 아니라 몸과 마음의 리셋이다. 요가는 '움직이는 명상'으로, 근력과 유연성, 인식력을 동시에 높여준다. 또한 단순히 허벅지 뒤쪽 근육인 햄스트링을 강화하는 것 이상의 효과가 있다. 연구에 따르면 요가는 몸과 마음 모두에 긍정적인 영향을 줄 수 있다. 예를 들어 허리와 목의 만성 통증은 물론 관절염 증상을 완화하는 데도 도움이 된다.

요가는 말 그대로 뇌 안의 화학 작용을 더 낫게 바꿔주기도 한다. 규칙적으로 요가를 하면 공감, 감사, 감정 조절과 관련된 뇌 부위들(전대상피질과 내측 전전두피질)의 활동이 촉진된다. 예를 들어 마음이 산만한 상태로 요가를 시작했다면 보다 안정되고 명료하며 가벼워진 마음으로 끝낼 수 있게 된다.

유연성과 근력을 기르고 정신적 명료함을 높이고 싶다면, 하루 10분에서 20분 정도의 짧은 요가를 주 5~6회 하는 걸 목표로 삼도록 하라. 아니면 하루 60분에서 90분 정도의 긴 요가를 주 2~3회 해도 좋다.

기공의 장점

기공氣功은 수천 년 역사를 지닌 강력한 중국 전통 건강 수련법으로, 호흡과 움직임, 의식을 조절해 활력을 높이고 치유에도 도움을 준다. 기공에서는 유연하고 의미 있는 동작과 리드미컬한 호흡을 통해 고대 의학에서 '기氣'라 불린 생명의 근원적 에너지를 이용하는데, 전통 중국 의학에 따르면 인간을 비롯한 모든 생명체의 몸 안에는 기가 흐른다.

기공은 매일 해도 몸에 무리가 가지 않으면서 효과가 좋아 만성 통증을 줄여주고 면역력을 높여주며 불안과 우울 증상도 완화해준다. 그게 바로 '몸이 이끌고 마음이 그 뒤를 따르는' 인체 리듬의 힘이다.

● 기의 흐름을 조절해 건강을 도모하는 수련법

기공은 1주일에 3~5회 정도 하면
건강에 좋지만,
하루에 단 10~20분 정도라도 매일 한다면
대개 눈에 띌 만큼 마음이 편해지고
삶의 질도 올라간다.

한 가지 수련법만 고집하거나 완벽하게 해내려고 애쓰지 않아도 된다. 다양한 수련법을 시도해보라. 그리고 당신의 몸이 어떻게 반응하는지 보라. 하루에 단 몇 분이라도 호흡이 이끄는 대로 움직이며 긴장된 신경계를 제대로 풀어주면 당신의 삶이 달라지고 에너지가 충만해지며 젊어지는 데도 큰 도움이 된다. 몸에 좋다는 슈퍼 푸드는 다 먹고 온갖 영양제를 복용한다 해도, 몸이 스트레스의 악순환에 갇혀 있으면 결코 안전하다고 느낄 수 없어 자신의 치유 잠재력을 최대한으로 발휘하지 못하게 된다.

몸에 이로운
열과 냉기

몸에 이로운 온열 요법과 저온 요법은 회복력과 세포 기능을 높여주어 많은 인기를 누려왔다. 열과 냉기는 적절히 활용하면 통제된 스트레스 해소 요인으로 작용한다. 특히 호르몬 균형과 장 건강, 노폐물 배출에 중요한 역할을 하는 간을 통해 미토콘드리아 기능을 높이고 염증을 줄이며 해독에도 도움을 준다. 그리고 각종 환경 독소와 가공식품, 내분비교란물질들로 가득 찬 세상에서 우리 몸의 해독 시스템은 가능한 모든 도움을 필요로 하고 있다.

땀의 힘

열에는 몸을 제대로 회복시켜주는 뭔가가 있다. 사우나를 통해서든 적외선을 통해서든 스팀을 통해서든, 온열 요법은 몸의 스트레스를 풀어주고 혈액 순환을 개선해주며 회복, 재생과 관련된 세포 경로를 활성화해준다.

열이 가해지면 몸속 체온이 서서히 올라 혈액 순환이 촉진되고 미토콘드리아 움직임이 활발해진다. 또한 체온이 올라가면 미토콘드리아 기능이 개선되고 땀 분비가 왕성해지면, 극소량의 독소가 배출되고 체내 과다 수분이 줄어들게 된다. 해독은 주로 간이 담당하지만, 땀을 흘리는 과정도 해독에 도움이 된다. 특히 배가 더부룩하거나 피로하거나 머리가 멍하거나 호르몬 불균형 상태를 느낄 때 더 도움이 된다. 해독 경로가 제 기능을 하지 못할 때는 규칙적인 온열 자극이 인체 시스템 재정비에 도움이 될 수 있다.

또한 사우나는 열충격단백질HSP을 활성화해준다. 열충격단백질은 이른바 '세포 수호자'로, 몸이 손상되는 걸 막아주고 장수에 도움을 준다. 실제로 대규모로 실시된 여러 연구에 따르면, 규칙적으로 사우나를 하면 치매 위험이 줄어들고 심장 건강이 좋아지며 모든 원인에 의한 사망률이 떨어진다.

저온 요법의 놀라운 효과

열이 부드러운 내쉼이라면, 냉기는 날카로운 들이쉼이다. 냉기는 당신을 현재의 순간으로 바로 끌어오고 정신을 맑게 하며 거의 바로 신경계를 재설정해준다. 냉수욕을 통해서든 찬물 샤워를 통해서든 극저온 요법을 통해서든, 단 몇 분만 냉기에 노출되어도 도파민 수치가 증가하고 염증이 줄어들며 미토콘드리아 기능이 향상될 수 있다. 또한 냉기에 노출되면 칼로리를 태워 열을 발생시키는 '착한' 지방인 갈색 지방이 활성화된다. 갈색 지방이 활성화되면 혈당 조절과 대사 유연성은 물론 체지방 감소에도 도움이 된다.

규칙적으로 냉기에 노출해 에너지가 증가하고 집중력이 늘고 기분이 좋아졌다는 사람이 많다.

냉기에 노출되면 기분 개선에 관여하는 신경전달물질인 노르에피네프린과 도파민 수치가 높아지기 때문에 정신 건강에도 좋을 수 있다. 그러나 여성들의 경우에는 세심한 주의가 필요하다. 여성들은 호르몬 주기가 있는 데다 긴장 상태보다 이완 상태로 돌아가려는 경향이 강해서 냉기 노출로 인한 스트레스에 더 민감할 수 있기 때문이다. 또한 가임기거나 갑상선 또는 부신 기능에 문제가 있는 여성들의 경우, 과도한 냉기 노출은 호르몬 균형에 도움이 되기는커녕 해로울 수 있다. 그래서 저온 요법은 분명한 의도를 가지고 절제하면서 그날그날 몸 상태에 맞춰 사용하는 게 좋다.

저온 요법을 시도해보고 싶다면 먼저 온냉수 교대 샤워부터 시작해보자. 간단히 말하면 뜨거운 물로 샤워한 뒤 잠시 찬물 샤워를 하는 건데, 그러면 혈액 순환이 개선되고 각성도가 높아지며 혈관 유연성도 좋아진다. 냉수욕을 시도할 때는 짧게(최대 10분 이내), 띄엄띄엄(1주일에 2~3회) 하도록 하라. 몸이 찬물에 완전히 잠기지 않고도 염증이나 통증을 완화하고 싶다면 극저온 요법이 또 다른 선택지가 될 수 있다. 하지만 이 방법은 비용이 많이 들어 이용하기 어려울 수 있다.

온열 요법과 저온 요법은 신경계 조절, 해독, 세포 건강을 위한 강력한 수단이 될 수 있다. 이 두 요법을 당신 몸 상태를 조율하는 소리굽쇠로 생각해보라. 이 요법들은 스트레스, 이완과 활성화 그리고 회복 사이를 오가는 데 도움이 될 수 있다. 늘 서서히 시작하고 안전을 최우선시하며, 심장 질환이 있을 경우 의사와 상담하도록 하라. 대부분의 사람에겐 길고 극단적인 요법보다는 짧고 꾸준한 요법이 더 효과가 있다.

SUMMARY

근육은 긴 젊음을 보장해주는 고마운 기관이다. 대사 측면에서 볼 때, 나이가 들수록 근육은 몸을 보호해주는 아주 강력한 비축 자원이다. 지방이 별로 없는 탄탄한 근육을 유지하면 혈당 조절이 잘되고 염증이 줄어들며 호르몬 균형이 맞춰지고 만성 질환 발병 위험도 줄어든다. 중년 이후에는 꾸준한 근력 운동이야말로 건강을 지키는 데 가장 필요한 습관이다. 역기나 덤벨 같은 운동 기구를 이용하든 탄력 밴드를 이용하든 아니면 맨몸으로 하든, 근육에 자극을 주는 형태의 운동을 주 2회 이상 하는 걸 목표로 삼아라.

매주 근력 운동을 하는 게 습관이 되면, 매일 걷기 같은 소소한 운동만 해도 효과가 배가된다. 15분에서 25분 정도의 짧은 산책만으로도 혈당 조절이 더 잘되고 심혈관 건강이 좋아지며 뇌 기능도 향상된다. 더 좋은 방법은 식사 후 잠깐 걷는 것이다. 그러면 급격한 혈당 상승이 억제되고 소화도 더 잘된다. 널리 알려진 하루 1만 보 걷기는 임의적인 목표로, 연구에 따르면 실제 효과는 약 2,500보부터 나타나기 시작해 7,500보 근처에서 정체되는 경향이 있다.

이 외에도 회복에 도움이 되고 신경계 건강에도 좋은 수련들을 곁들이도록 하라. 요가와 기공, 기타 다른 심신 관련 요법들을 실천하면 가동성이 개선되고 스트레스가 줄어들며 마음이 평온해진다. 사우나 같은 온열 요법은 해독뿐 아니라 스트레스 해소에도 도움이 된다. 또한 온열 요법은 에너지가 줄거나 피부 트러블이 있거나 호르몬 수치가 오르락내리락하는 사람들에게 특히 유용한 보완 수단이 될 수 있다. 저온 요법은 미토콘드리아 건강과 기분 조절에 도움이 될 수 있지만, 특히 호르몬 균형 상태를 잘 관리해야 하는 여성들은 상황에 맞게 사용해야 한다. 언제나 자신의 몸 상태에 유의하도록 하라.

결국 모든 움직임은 몸이 제 기능을 잘할 수 있게 해주는 데 목적이 있다. 앞으로 수십 년간 더 강하고 안정적이며 회복력 있는 몸을 만드는 것 말이다.

CHAPTER 3

SLEEP

수면의 힘

"잠을 잘 자는 것은
매일 뇌와 몸의 건강을 리셋하기 위해 할 수 있는
가장 효과적인 방법이다."

매슈 워커 박사
《우리는 왜 잠을 자야 할까: 수면과 꿈의 과학》 저자

밤 11시 47분이다. 당신은 피곤하지만 계속 휴대폰 화면을 스크롤하고 있다. 유튜브나 소셜 미디어를 보는 동안 휴대폰 불빛이 얼굴을 환히 밝히고 있다. 결국 계획보다 훨씬 더 늦게 잠이 든다. 그리고 아침에 알람이 요란하게 울리면, 잠이 덜 깨 머리는 멍하며 신경은 곤두서고 몸은 지친 상태로… 다시 휴대폰을 집어 든다.

이는 단순한 습관보다 더 나쁜 생체 리듬 교란 행위이다. 휴대폰 화면에서 나오는 블루라이트는 몸에 휴식을 취하라는 신호를 보내는 호르몬인 멜라토닌의 분비를 억누른다. 그 신호가 사라지면 인체 내 시계의 리듬, 즉 생체 리듬이 깨진다. 잠드는 시간이 늦어지고, 호르몬들은 계속 불균형 상태에 있게 된다. 미토콘드리아는 회복해야 할 시간을 놓치게 된다. 수면은 단순한 휴식이 아니라, 밤새 이뤄지는 인체 시스템의 리셋 과정이다. 수면의 질이 낮으면 혈당 조절이 잘 안 되고 염증이 증가하며 심박변이도가 낮아지고 해독 기능이 떨어진다. 단 하루만 수면이 부족해도 코르티솔 수치가 급등하고 인슐린 민감성이 낮아질 수 있다.

이 장에서는 장기적인 에너지와 집중력 그리고 지속 가능한 건강의 토대를 재건하는 데 필요한 현실적인 전략들을 살펴본다.

궁극의 저속노화 솔루션은 수면

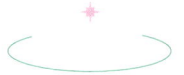

수면은 건강 수명을 늘리기 위해 당신이 활용할 수 있는 가장 강력하면서도 쉬운 수단이다. 매일 밤 우리 몸은 집중적인 생물학적 회복 단계로 돌입한다. 세포 발전소인 미토콘드리아는 밤 시간대에 산화 스트레스에서 회복되고 에너지 생산 능력도 되찾는다.

주요 호르몬들 또한 밤 시간대에 주기적으로 재조정된다. 예를 들어 밤에는 멜라토닌 수치가 증가해 생체 리듬이 안정되고 항산화 방어 기능이 촉진된다. 또 성장 호르몬이 급증해 손상된 조직이 복구되고, 코르티솔 수치가 재조정돼 아침에 일어날 때 정신이 맑아지게 된다. 간은 해독 기능을 강화해 낮에 축적된 대사 노폐물들을 처리한다. 동시에 뇌는 글림프계 시스템을 통해 스스로를 청소하는 특이한 상태에 돌입하는데, 베타아밀로이드 같은 신경 독소들이 씻겨나가고 도파민과 세로토닌 같은 신경전달물질들의 균형이 회복된다.

수면은 또 포도당 대사를 조절하는 데도 중요한 역할을 한다. 숙면을 취하면 인슐린 민감성이 개선되고 포도당 흡수가 최적화되며 혈당 수치가 안정되어 염증과 체중 증가, 호르몬 불균형을 유발하는 급격한 혈당 변동을 막는 데 도움이 된다.

반면에 수면의 질이 떨어지면 이 모든 일에 문제가 생긴다. 이는 미토콘드리아 기능 장애와 심박변이도 감소, 면역반응 저하로 이어질 뿐 아니라 C-반응성 단백질CRP 같은 염증 지표도 증가한다. 연구에 따르면 성인들은 매일 밤 최소 7~9시간의 수면을 취해야 한다. 단 하룻밤만 수면이 부족해도 비정상적인 세포들을 찾아 제거하는 면역 세포인 자연살해세포가 70퍼센트까지 감소할 수 있다. 충분한 수면을 취하지 못한 사람은 바이러스에 노출될 때 병에 걸릴 가능성이 최대 네 배까지 높아진다는 연구 결과도 있다. 시간이 지날수록 이런 문제들은 계속 누적된다. 겉보기엔 모든 게 좋아 보여도, 몸은 더 빠른 속도로 노화되기 시작하는 것이다.

수면과 심장 건강 간의 연관성은 아주 뚜렷하다. 한 연구에 따르면 서머타임 즉 '일광절약시간제'로 국가의 표준시간대를 원래 시간보다 앞당겨 수면 시간이 한 시간 줄어들면 그 다음 날 심근경색이 발생할 가능성이 24퍼센트나 늘어난다. 반면에 가을이 되어 수면 시간이 한 시간 늘어나면 심근경색 발생률은 21퍼센트 줄어든다.

리듬을 따르는 몸

이 같은 인체 시스템의 중심에는 생체 리듬이 자리 잡고 있다. 수면, 호르몬 분비, 대사, 체온 등을 관장하는 인체 내부의 24시간 시계 말이다. 수면 패턴이 생체 리듬과 잘 맞아떨어지면 모든 인체 시스템이 잘 조화되어 회복력과 탄력성이 극대화된다. 그러나 수면 시간이 불규칙하거나 늦어지거나 충분치 못할 경우, 생물학적 오케스트라 전체가 부조화 상태에 빠지게 된다.

미토콘드리아 기능에 도움을 주고 호르몬 균형을 맞추며 인지 기능을 높이고 생물학적 나이를 낮추며 오랫 동안 활력을 유지하고 싶다면, 수면이 그 모든 것의 출발점이 되어야 한다. 수면은 단순한 휴식이 아니다. 수면은 회복이며 해독이고 조절이며 재생이다. 그리고 그 외 모든 것의 토대다.

나이가 들수록
수면이 덜 필요할까

꼭 그런 건 아니지만, 그렇게 느껴질 수는 있다. 실제로
는 이렇다. 나이가 들수록 몸이 필요로 하는 수면을 취하는
게 점점 더 어려워진다. 나이가 들수록 회복에 도움이 되는
숙면을 취하기가 점점 더 힘들어지는 경우가 많고, 전체 수
면 시간이 짧아질 뿐 아니라 그마저도 자주 끊기게 된다.

이런 변화는 이르면 중년부터 시작될 수 있다. 나이가 들
수록 호르몬 수치의 변화, 산소 공급의 감소, 메틸화 과정의
변화 때문에 숙면을 취하기 어려워지는 등 수면의 질이 떨

어진다. 숙면 시간은 점점 짧아지고, 뇌는 밤새 제대로 회복하지 못한다. 그 결과 멜라토닌과 테스토스테론, 성장호르몬 수치가 낮아지기도 한다. 이 세 가지 호르몬은 에너지, 근력, 회복력에 필수적인데 나이가 들수록 자연스럽게 감소한다. 최근 수면의 질 저하는 단순히 노화의 증상이 아니라 실제 노화 속도를 앞당길 수도 있다는 연구들이 점점 늘고 있다.

유전자도 수면에 영향을 미칠 수 있다. 어떤 사람들은 불안감을 더 쉽게 느끼거나 멜라토닌 생성이 잘 안 되거나 수면 주기가 쉽게 깨지는 DNA 변이를 갖고 있다. 예를 들어 MTHFR 유전자 변이가 있으면 수면 문제 발생률이 더 높아질 수 있다. 그렇다고 해서 수면 문제를 해결할 수 없다는 뜻은 아니다. 타고난 수면 유형이나 유전자 관련 지표를 검사해보면 자신의 몸에 대해 더 잘 알 수 있어 더 나은 회복 전략을 찾는 데 도움이 된다.

잠들기 어렵거나 자주 깨는 게 문제라면 영양제인 5-하이드록시트립토판5-HTP을 복용하는 게 도움이 될 수 있다.

이 영양제는 세로토닌 수치를 높여 멜라토닌 생성을 촉진하고 수면의 질을 개선해준다. 하지만 수면 문제는 대개 단한 가지 원인만으로 생기진 않는다. 혈당 변동, 스트레스, 밤 시간대의 빛 노출, 불규칙한 생활 습관 등이 유전자보다더 큰 영향을 미치는 경우가 많다.

> 수면의 질이 떨어지는 현상을 노화의 일부로 보지 말고개선할 수 있는 일로 보는 것이 중요하다. 지금 수면 상태를개선하면 앞으로 수년간 기억력과 기분, 신체 건강을 지키는데 도움이 될 것이다.

밤마다 실행되는
전신 리셋

수면은 총 4단계로 나뉘어 약 90분 주기로 일정한 패턴을 반복하며, 단계별로 독특한 생물학적 특징을 보인다. 그리고 전체 수면은 비렘non-REM수면 세 단계N1, N2, N3와 렘REM수면 한 단계로 이루어진다.

각 수면 단계의 타이밍과 깊이는 밤새 달라지지만, 그 모든 단계가 서로 어우러져 몸이 얼마나 잘 회복되고 수리되고 재생되는지를 결정한다. 이 단계들이 방해받거나 짧아질 경우, 기억과 호르몬 조절부터 미토콘드리아 회복, 면역력 회복, 호르몬 균형, 세포 회복에 이르는 모든 기능에 영향을 미친다.

1단계: 얕은 수면

얕은 수면은 잠이 든 뒤 처음 몇 분 동안 이어지는 전환 단계이다. 뇌파가 느려지기 시작하지만, 근육 긴장도와 호흡은 깨어 있을 때와 비슷하다. 이 단계에서는 쉽게 깰 수 있으며, 대부분의 사람은 밤새 여러 차례 이 단계를 거친다.

2단계: 중간 수면

이 단계에서는 외부 세계와 한층 더 차단된다. 뇌 활동은 계속 느려지며 수면 방추파와 K-복합파로 알려진 짧은 파형이 나타나는데, 이 파형들은 수면 상태를 잘 유지하고 기억을 공고히 하는 데 핵심적인 역할을 한다. 이 단계에서 기억들은 마치 거대한 도서관에서 사서가 책을 정리하듯 처리되고 저장된다. 또한 심박수와 체온이 떨어진다. 2단계 수면은 전체 수면에서 비중이 가장 크며, 수면 주기가 반복될수록 점점 더 늘어난다.

3단계: 깊은 수면

비렘수면에서 가장 회복력이 높은 단계다. 몸은 조직과 뼈를 복원하고 근육을 생성하며 면역 체계를 강화한다. 또한 성장호르몬 분비는 최고조에 이르고 미토콘드리아는 회복 모드에 들어가며 글림프계가 활성화되어 뇌에서 노폐물들이 제거된다. 이때 깨어나면 멍한 경우가 많고, 이 단계를 잃으면 생물학적 노화가 앞당겨질 수 있다. 깊은 수면은 밤의 전반부에 가장 많이 나타나기 때문에 늦게 잠자리에 들면 설사 늦잠을 자더라도 깊은 수면 전체가 줄어든다.

4단계: 렘수면

렘REM수면, 즉 '급속안구운동' 수면은 밤이 깊어갈수록 점점 늘어난다. 이 단계는 꿈을 꾸는 단계지만, 그보다 더 중요한 것은 쾌감과 동기부여에 영향을 주는 세로토닌과 도파민 같은 신경전달물질이 재조정되는 단계라는 점이다. 이 단계에선 감정들이 처리되고 학습 내용이 통합되며 기억들이 정리된다. 호흡은 불규칙해지고 뇌 활동은 급격히 늘지만, 골격근은 일시적으로 마비되어 꿈속 행동이 실제 행동으로 나타나지 않게 된다. 이 단계에서 뇌 화학물질들 간의 균형이 맞춰지기 때문에 렘수면이 부족하면 주의력 결핍 과잉행동장애ADHD나 감정 조절 장애와 비슷한 증상이 나타날 수 있다.

굳이 이 네 단계를 외울 필요는 없지만, 수면 주기 전체는 반드시 지켜야 한다. 단 한 단계라도 빠지면 수면 효과가 줄어든다. 또한 늦게 취침하거나 술을 마시거나 불규칙한 생활을 하면 수면 리듬이 깨지게 된다. 밤 전반부의 깊은 수면 3단계와 밤 후반부의 렘수면 단계를 모두 잘 지킬 수 있게 일찍 잠자리에 들도록 하라. 이 모든 단계에서 몸이 회복되고 뇌가 재정비된다.

세포 재생을 방해하는
수면 도둑들

　　그렇다면 잠을 많이 잘수록 좋은 걸까? 수면 시간의 확보도 중요하지만, 단순히 침대에 7시간에서 9시간 정도 계속 누워 있다고 해서 질 좋은 수면을 반드시 취하게 되는 건 아니다.

　　수면 환경, 각종 행동, 생물학적 요인 등이 모두 수면 깊이와 수면 주기의 안정성에 영향을 미친다. 가장 흔한 수면 방해 요인은 무엇인지, 그 요인이 몸의 회복력 형성을 어떻게 저해하는지를 알아보자.

밤 시간대의 빛 노출

빛, 특히 휴대폰이나 노트북 또는 LED 등에서 나오는 블루라이트는 몸에 수면 신호를 보내는 멜라토닌 분비를 억제한다. 멜라토닌이 충분히 분비되지 않으면 생체 리듬이 흐트러져 잠드는 시간이 늦어지고 깊은 수면 시간이 줄어든다. 해가 진 뒤 잠깐 빛에 노출되는 것만으로도 전체 멜라토닌 분비량이 최대 50퍼센트까지 줄어들 수 있다. 잠들기 한두 시간 전부터 각종 화면과 밝은 빛을 피하거나 붉은 계열 조명과 블루라이트 차단 필터를 사용하는 게 이상적이다.

불규칙한 수면과 기상 시간

생체 리듬은 일관성이 있을 때 가장 잘 작동된다. 주말에 늦잠을 자거나 취침 시간을 30분에서 60분 넘게 바꾸는 것만으로도 체내 시계는 쉽게 어긋난다. 그 결과로 호르몬 주기와 대사 기능, 체온 조절 기능 등이 흐트러지게 된다. 또한 생활 패턴이 불규칙해도 수면 효율이 낮아지고 심박변이도_{HRV}가 떨어질 수 있다. 매일, 심지어 주말에도 비슷한 시간에 잠들고 일어나는 걸 목표로 삼아라.

혈당 불안정

혈당이 불안정하면 잠을 자다가 한밤중에, 특히 새벽 2시부터 4시 사이에 자꾸 깰 수 있다. 취침 전에 고탄수화물 식사나 음주를 하면 혈당이 급격히 올라갔다 떨어지는 패턴이 생길 수 있고, 그 결과 스트레스 반응이 활성화되면서 잠에서 깨게 된다. 인슐린 저항성이 있는 사람에게는 그런 일이 더 흔히 나타난다. 하루 내내 단백질과 건강한 지방, 식이섬유를 섭취해 혈당을 안정적으로 유지하고, 잠을 자다가 허기지거나 불안해 자꾸 깬다면 저녁에 균형 잡힌 간식을 먹는 걸 고려해보자.

알코올과 카페인

알코올은 소량만 마셔도 수면 흐름이 자주 끊겨 자다가 자꾸 깨면서 렘수면이 어려워진다. 카페인을 마시면 잠자야 한다는 신호를 계속 보내는 신경전달물질인 아데노신이 차단된다. 카페인은 반감기가 5~6시간이기 때문에, 오후에 커피를 마시면 그 영향이 한참 뒤까지 몸에 계속 남아 있을 수 있다. 그렇다면 최적의 기준은 무엇일까? 오후 두 시 이후에는 카페인을 피하고 취침 전 2~3시간 이내에는 알코올을 피하도록 하라.

만성 염증과 스트레스

코르티솔 같은 스트레스 호르몬들은 심박수와 체온을 높여 깊은 수면에 들어가는 걸 방해한다. 염증을 유발하는 세포도 렘수면과 서파 수면을 방해하는 것으로 밝혀졌다. 그리고 이는 단순히 스트레스를 받거나 불안을 느끼는 문제가 아니다. 장 건강 악화와 과도한 운동, 치료되지 않은 감염 문제로 인한 전신 염증은 마음이 평온한 상태에서도 수면 흐름을 자주 끊을 수 있다. 그 결과 깨어났지만 피로감을 느끼거나 상쾌하지 않은 상태로 깨어나거나 하루를 잘 보내려면 낮잠을 자야 할 수도 있다. 장기적으로 볼 때, 이런 상태에서는 뇌로 공급되는 산소가 줄고 전전두엽의 포도당 대사에 문제가 생겨 생산성과 창의력, 집중력이 떨어진다.

숨겨진 변수, 유전자

때로 수면 문제는 습관이나 환경보다 더 깊은 곳에 그 뿌리를 두고 있다. 유전자들과 관련이 있을 수도 있는 것이다. 멜라토닌 생성, 메틸화, 세로토닌 신호 전달에 영향을 미치는 특정 유전자 변이는 수면을 취하거나 수면을 잘 유지하는 걸 더 어렵게 만들 수 있다. 예를 들어 MTHFR 유전자 변이를 가진 사람들은 더 자주 불안과 초조를 느낄 수 있고, 그것이 수면의 질에 영향을 미칠 수 있다. 그리고 밤에 뚜렷한 이유 없이 신경이 곤두서며 피로감을 느낀 적이 있다면, 당신의 DNA가 원인의 일부일 수도 있다.

자신의 유전학적 특성을 알게 되면 먼저 비타민 B를 복용하거나 멜라토닌 전구체인 영양제 5-하이드록시트립토판5-HTP을 복용하거나 자신의 크로노타입에 맞춰 생활 패턴을 조절하는 등 맞춤형 접근방식을 취하는 데 도움이 될 수 있다. 총에 탄알을 장전하는 것은 유전자지만, 실제 방아쇠를 당기는 건 생활 패턴이다. 그리고 검사를 통해 모든 걸 분명히 할 수 있지만, 결국 가장 큰 차이를 만드는 건 일상적인 선택들이다.

생체 시계를 되돌리는
수면 최적화 전략

수면의 질을 높이려 할 때의 목표는 당신의 몸이 원래 갖고 있는 푹 쉬는 능력을 가로막는 요인들을 제거하는 것이다. 우리의 몸은 올바른 신호들만 잘 전달된다면 깊이 잠들게끔 되어 있다.

최신 과학에 근거한 다음 방법들은 더 빨리 잠드는 것부터 더 깊은 회복 단계에 도달하는 것까지 수면의 전 단계에 도움이 된다. 하나씩 살펴보자.

생체 리듬을 안정화하는 법

　생체 리듬은 강력한 신호들에 의해 제 기능을 발휘한다. 그 신호들 중 가장 강력한 건 무엇일까? 빛과 타이밍이다. 설사 흐린 날이라 해도, 기상 후 한 시간 이내에 5분에서 15분 정도 햇빛을 쬐라. 밤에는 조명을 어둡게 하고, 취침 전 1~2시간 동안은 휴대폰이나 컴퓨터 화면을 보지 말라. 일관성 역시 아주 중요하다. 주말을 포함해 매일 같은 시간에 잠들고 같은 시간에 일어나라. 그러면 호르몬 주기와 체온 리듬, 수면 깊이가 안정된다.

혈당을 안정화하는 법

　낮은 혈당 또는 불안정한 혈당은 자다가 자꾸 깨는 현상의 숨겨진 원인일 수 있다. 그러니 저녁에는 고혈당 지수 식품과 알코올을 피하도록 하라. 대신 단백질이 풍부한 저녁 식사에 복합 탄수화물(통곡물, 채소, 콩류 같은)을 곁들여 세로토닌과 멜라토닌 생성을 촉진시켜라. 식이섬유를 섭취하면 밤에 깊이 더 오래 잘 수 있다. 한 연구에 따르면 잠자리에 들기 전 키위를 먹으면 더 빨리 잠들고 더 오래 자는 데 도움이 된다. 또한 밤에 자꾸 불안하거나 허기져서 깬다면, 취침 전에 단백질을 섭취하거나 혈당을 천천히 올리는 탄수화물이 함유된 간식을 조금 먹도록 하자. 혈당을 안정시키고 수면 연속성을 높이는 데 도움이 될 수 있다.

신경계를 진정시키는 법

당신의 몸이 아직 '투쟁 또는 도피 반응' 상태에 있다면 깊이 잠들지 못한다. 취침 30~60분 전에 완충 시간을 만들어 독서나 일기 쓰기, 가벼운 스트레칭 또는 호흡 운동으로 긴장을 풀도록 하라. 취침 1~2시간 전에 따뜻한 물로 목욕을 하거나 적외선 사우나, 샤워를 하는 것도 체온 조절에 도움이 된다. 보통 피부에 열이 전달되면 체내 체온이 더 빨리 떨어져 잠이 더 빨리 든다. 생각이 많은 편이라면 근처에 메모장을 두어 취침 전에 해야 할 일들을 적는 것도 좋다.

수면 환경을 최적화하는 법

빛, 소리, 공기는 모두 수면의 깊이에 영향을 미친다. 암막 커튼이나 수면 안대를 사용해보라. 방은 늘 선선하게(이상적인 온도는 섭씨 16~19도) 유지하고, 조용한 환경을 위해 외부 소음은 백색 소음이나 갈색 소음으로 가리도록 하라. 또한 헤파HEPA 필터를 이용해 알레르기 유발 물질을 줄이고 공기 질을 개선하라.

시각적 환경도 간과하지 말아야 한다. 시각적으로 어수선하면 인지 기능까지 어수선해진다. 깨끗하고 차분한 침실은 우리 몸에 지금은 생각할 시간이 아니라 쉴 시간이라는 신호를 보낸다.

자신에게 맞는 영양제를 복용하는 법

  건강에 좋은 습관을 유지해도 수면 중에 계속 깬다면, 자신에게 맞는 영양제가 신경전달물질과 신경계 긴장도를 조절하는 데 도움이 될 수 있다. 새로운 영양제를 복용하기에 앞서 늘 먼저 의료 전문가와 상담해보라. 고려해볼 만한, 비교적 덜 위험한 선택지는 다음과 같다.

- 마그네슘 글리시네이트 또는 비스글리시네이트(200~400밀리그램): 신경계를 진정시켜 더 빨리 잠드는 데 도움이 된다.
- L-테아닌(100~200밀리그램): 졸음 없이 이완을 촉진시켜주는 아미노산이다.
- 5-HTP(50~100밀리그램): 세로토닌 전구체로, 특히 기분이 저하되거나 잠드는 게 힘든 경우에 멜라토닌 생성을 촉진시켜줄 수 있다.
- 글리신(3그램): 체내 체온을 낮추고 수면의 질을 개선하는 데 도움이 될 수 있다.

당신의 생체 리듬을 최적화하는
가장 간단한 방법은
매일 밤 같은 시간에
잠자리에 드는 것이다.

수면을
기록해야 하는 이유

모든 수면이 동일한 건 아니다. 수면의 질을 높이려면 먼저 지금 내 수면의 질을 파악해야 한다. 그렇다고 아침에 느끼는 컨디션만으로 늘 수면 상태 전체를 알 수 있는 것도 아니다.

수면 패턴을 추적·관찰해보면 회복이나 에너지 재충전에 영향을 줄 수 있는 수면 패턴과 수면 깊이 그리고 수면 방해 요소들에 대해 알 수 있다. 그뿐 아니라 생활 습관들과 생물학적 결과들 간의 연관성을 파악하는 데도 도움이 된다.

무엇을 추적·관찰할 것인가?

대부분의 웨어러블 기기는 각 수면 단계에서 보낸 시간을 측정해줄 뿐 아니라 다음과 같은 요소들을 토대로 수면 점수도 알려준다.

- 수면 개시 지연: 잠드는 데 걸리는 시간
- 총 수면 시간: 실제로 잠잔 시간
- 수면 효율: 침대에 누워 있던 시간 중 잠잔 시간 비율
- 각성 에피소드: 깨어 있었던 빈도와 지속 시간

이 같은 수면 추세들은 하루하루의 변동보다 더 중요하다. 깊은 수면이 계속 짧거나 렘수면이 자꾸 끊기거나 총 수면 시간이 적다면, 당신의 몸이 완전한 회복 주기를 마치지 못하고 있다는 뜻이다. 이러한 추세가 시간이 지나 계속 누적되면 몸에 안 좋은 영향을 준다.

심박변이도의 힘

심박변이도는 회복력, 스트레스 정도, 신경계 균형 상태 등을 잘 보여주는 지표들 중 하나다. 일반적으로 심박변이도가 높을수록 적응력과 회복력이 더 좋다. 심박변이도가 낮은 데다 수면의 질까지 안 좋다면, 이는 염증, 과도한 운동, 혈당 조절 이상 또는 정서적 스트레스로 인체 시스템이 압박을 받고 있다는 신호다.

심박변이도를 측정하기 가장 좋은 때는 밤사이 또는 기상 직후이다. 개별 수치들이 아니라 몇 주간의 기준 평균치를 활용해 당신의 습관이 몸을 회복하는 데 도움이 되는지 해가 되는지를 판단하라. 오우라 링_{Oura Ring}• 이나 후프 WHOOP••, 애플워치, 가민 같은 기기들을 활용하면 자동으로 추적·관찰할 수 있지만, 웨어러블 기기가 없어도 매일 아침 꾸준히 맥박을 재고 주관적으로 에너지 수준을 판단해보는 것만으로도 필요한 단서를 얻을 수 있다.

• 손가락에 끼는 반지형 웨어러블 기기
•• 손목이나 팔에 차는 웨어러블 기기

집착하지 말고 관찰하라

수면 관련 데이터는 스트레스를 줄이고 스스로 경각심을 높이려 할 때 특히 유용하다. 완벽한 점수에 지나치게 집착하고 있다는 느낌이 든다면 한 걸음 물러나서 전체를 보라. 진짜 목표는 완벽함이 아니라 일관성이다. 효과가 있다면 수면 관련 앱보다는 당신의 몸이 훨씬 먼저 알 것이다.

크로노타입에 거스르지 말아라

왜 어떤 사람들은 아침 6시에 벌떡 일어나는데 또 다른 사람들은 자정 무렵에 가장 활력이 넘친다고 느끼는지 궁금해한 적이 없는가? 당신 몸은 애초부터 그렇게 프로그래밍되어 있는지도 모른다. 크로노타입chronotype을 알면 유전적 특성에 따라 당신의 몸이 언제 잠들고 언제 깨어 있길 원하는지, 즉 당신의 몸이 언제 잠들고 언제 집중하고 언제 긴장을 풀고 언제 깨어나길 원하는지 알 수 있다.

크로노타입은 아침형에서부터 저녁형에 이르는 몇 가지 유형이 있다. 몸은 오전 8시에 일어나고 싶어 하는데 억지로 오전 5시에 일어나는 식으로 자신의 유형과 맞지 않는 방향을 강요할 경우, 계속 자신의 생물학적 특성과 불일치되는 상황에 놓이게 된다. 그럴 경우 설령 '충분한 수면'을 취한다 해도 잠에서 깬 뒤 머리가 멍하거나 기분이 불안정하거나 집중력이 떨어지거나 회복력이 줄어들게 된다.

자신의 크로노타입을 파악하기 위해 외부 일정이 없는 기간(휴가나 주말 등 비교적 자유로운 날들)에 자연스러운 수면-각성 패턴들을 기록해보라. 그리고 다음과 같은 경우를 주의 깊게 살펴보자.

- 자연스럽게 졸음이 올 때
- 가장 집중력이 높고 생산적이라고 느껴질 때
- 하루 내내 에너지가 떨어지거나 최고조에 이를 때

자신의 크로노타입을 더욱 체계적으로 알아보기 위해 아침형-저녁형 설문지MEQ나 뮌헨 크로노타입 설문지MCTQ 같은 평가 도구를 활용해볼 수도 있다. 가장 중요한 것은 일단 자신의 생체 리듬을 알게 되면 그것을 잘 지켜야 한다는 것이다. 취침 시간과 식사 시간, 집중력이 필요한 시간을 생체 리듬에 맞춰 조율하라. 그럴 때 비로소 진정한 회복이 가능해진다.

수면 문제가 있다면

그런데도 여전히 잠을 잘 자지 못한다면 어떻게 해야 할까? 이 장에서 소개한 조언들을 일관성과 인내심을 갖고 따라해보고, 효과가 나타날 시간이 지났는데도 여전히 잠을 못 이룬 채 뒤척이고 있다면 다른 대책을 생각해봐야 할 수 있다.

만성 불면증이 있거나 낮에 지나치게 피곤하다면 수면 장애가 있다는 신호일 수 있다. 의료 전문가에게 수면다원 검사나 CBT-I(불면증에 대한 인지행동치료) 같은 다음 단계 조치에 대한 조언을 받을 수도 있는데, CBT-I는 장기적인 수면 문제와 관련된 가장 표준적이고 믿을 만한 치료법이다. 수면 문제는 더 깊은 체내 불균형 상태를 보여주는 신호일 수도 있다. 관절염과 만성 통증, 우울증, 불안감, 심지어 장 기능 장애 등이 수면 장애와 관련이 있으며, 그중 상당수의 공통된 뿌리는 염증이다.

하룻밤만 잠이 부족해도 700개 넘는 유전자들의 발현이 변화될 수 있으며, 그 유전자들의 상당수는 염증, 스트레스 반응, 면역, 대사, 회복 등과 관련이 있다. 그리고 시간이 지나면 그러한 변화로 생물학적 혼돈 상태가 되어 작은 자극에도 쉽게 반응하고 회복력은 떨어지며 세포 노화가 가속화된다.

수면은 몸속 모든 시스템에 영향을 미치는
능동적인 치유 과정이자,
무료로 누릴 수 있는 가장 강력한 예방 의학 방법이다.
수면과의 관계를 새롭게 정립하고
꾸준히 우선시하는 것은
자기애에서 비롯되는 적극적인 행동이다.
그 결과는 어떨까?
더 많은 에너지를 얻게 되고 생각이 더 또렷해지며
기분도 더 안정되고 면역 기능도 더 강해진다.
무엇보다 당신의 몸이 당신을 거스르지 않고
당신에게 맞춰 움직이는 것처럼 느끼게 된다.

SUMMARY

수면은 선택 사항이 아니다. 필수 사항이다. 매일 밤 당신의 몸은 미토콘드리아를 복구하고 호르몬 균형을 맞추며 뇌에서 노폐물을 제거하고 인슐린 민감도를 재설정하며 면역 체계를 재조절한다. 이 모든 것은 일정한 리듬 아래에서 행해지며, 그 리듬이 깨지면 여파가 모든 세포와 장기, 시스템까지 퍼져나간다.

현대인의 삶은 그 리듬을 매일매일 방해한다. 하지만 좋은 소식도 있다. 당신의 생물학적 시스템이 알아서 그에 대처한다는 점이다. 놀랄 만큼 단순한 전략들만으로도 그 리듬을 되찾을 수 있다.

더 젊고 건강하게 살려면 어떻게 자야 할까?

- 매일 같은 시간에 일어나라. 주말도 예외가 아니다. 이것이 기준점이다.
- 일어난 뒤 60분 이내에 햇빛을 쐬라. 빛은 어떤 영양제보다 더 빨리 생체 리듬을 재설정해준다.
- 저녁에는 블루라이트 차단기나 붉은색 계열 전구를 사용해 적절한 멜

라토닌 수치를 유지하라.

- 잠들기 전에 마그네슘을 복용하거나 일기를 쓰거나 무거운 담요를 덮거나 따뜻한 물로 목욕을 해 신경계를 진정시켜라.
- 낮에는 움직이고 밤에는 휴식을 취하라. 생체 리듬은 낮과 밤에 달리 작동된다.
- 저녁에는 화면 노출과 정신적 자극을 제한해야 한다. 스크롤을 멈추고 휴식을 취하라.
- 수면이 계속 끊긴다면 수면을 방해하는 불균형 문제(염증 발생, 호르몬 변화, 메틸화 등)를 검사하거나 전문가와 상담하는 것을 고려해보라.

수면에서 중요한 건 완벽함이 아니다. 리듬과 일관성 그리고 회복이 중요하다. 자연스러운 수면 패턴에 더 잘 맞출수록 생각이 더 또렷해지고 치유가 더 잘되며 몸도 더 젊어진 것처럼 느껴진다.

그 무엇보다 수면을 우선시하라. 그것이 쉬워서가 아니라 그럴 때 다른 모든 일들까지 더 쉬워지기 때문이다.

THINK

생각의 힘

"모든 게 온통 혼란스러울 때
가장 현명한 선택은
당신 안에 평화를 만드는 것이다."

융 푸에블로
시인·명상가·연설가

차분히 적응하는 마음 없이는 저속노화도 없다. 당신의 생각, 스트레스에 대한 반응 그리고 매일매일 주의를 기울이는 습관을 통해 실시간으로 당신의 생물학적 상태가 형성된다. 서양 의학은 정신 건강과 육체 건강을 분리하는 경향이 있지만, 당신의 신경계는 그렇지 않다. 당신의 신경계는 늘 귀 기울여 듣고 늘 반응하며 늘 조절하거나… 아니면 그렇지 못하다. 가장 좋은 음식을 먹고 가장 좋은 사람들과 함께하고 가장 현명한 운동을 할 수도 있을 것이다. 그러나 마음가짐을 다잡고 영혼을 불태울 듯 열정적인 일들을 하지 않는다면, 진정한 행복과 건강은 끝내 손에 닿지 않을 것이다.

이 장에서는 당신의 마음이 미토콘드리아와 호르몬 그리고 스트레스로부터의 회복탄력성에 어떤 영향을 미치는지 살펴볼 것이다. 목표는 스트레스를 피하는 것이 아니라, 스트레스로부터 회복하는 능력을 기르는 것이다. 이러한 회복탄력성의 과학적 근거를 살펴보고, 신경계를 잘 훈련해 단순히 마음의 평온을 얻는 걸 뛰어넘어 보다 오래도록 활기찬 삶을 사는 데 필요한 실질적인 방법들을 살펴보자.

스트레스보다 중요한 건
회복탄력성

스트레스는 흔히 건강을 해치는 적처럼 얘기되지만, 그건 절반만 맞는 말이다. 건강을 해치는 건 스트레스 자체가 아니다. 스트레스로부터 제대로 회복되지 못하는 게 문제다.

스트레스는 생물학적 신호다. 에너지를 동원하고 집중력을 높여주며 상황에 맞설 수 있게 해준다. 실제로 운동이나 냉수욕, 숨 참기 같이 짧고 제한된 급성 스트레스 요인들은 상황에 맞춰 몸을 회복할 수 있게 해주어 오히려 미토콘드리아에 이로울 수 있다. 이처럼 몸에 이로운 급성 스트레스 요인들은 세포 기능을 더 효율적으로 만들고 뇌에 더 큰 회복탄력성을 주며 수명도 늘려줄 수 있다.

　문제는 시작과 끝이 불분명하고 재설정 기회조차 주지 않는 만성 스트레스다. 끊임없는 잡생각들, 감정 억제, 과도한 화면 노출, 너무 짧은 휴식은 신경계를 계속 긴장하게 만든다. 그리고 바로 그럴 때 미토콘드리아에 문제가 생기게 된다. 코르티솔 수치가 계속 높게 유지되고 염증이 누적되며 혈당 조절이 되지 않고 장기적인 소모로 인해 안에서부터 노화가 가속화되는 것이다.

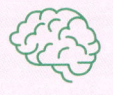

회복탄력성은
스트레스를 철저히 피하는 데서 생겨나지 않는다.
제대로 회복될 수 있게 신경계를 훈련하는 데서 생겨난다.
그리고 신경계를 훈련하는 일은
조절 능력이 어떻게 깨지는지 이해하고
매일 반복해서 균형 상태를 되찾으려고
노력하는 것에서 시작된다.

과부하 상태가 되면
벌어지는 일

신경계가 제대로 균형을 이루고 있을 때, 우리는 안정감이 들고 차분해지며 몸과 마음이 하나로 이어진다고 느낀다. 소화도 잘되고 생각도 또렷해지며 에너지도 안정적이라고 느껴진다. 그러나 몸이 투쟁이나 도피, 경직 또는 비위 맞추기 같은 생존 반응에 갇히게 되면 모든 게 달라진다. 불안하거나 안절부절못하거나 위축되거나 늘 긴장한 것처럼 느껴질 수 있다. 이는 성격적인 결함이라기보다는 안전한 상태로 돌아오는 법을 배우지 못한 신경계가 보이는 생물학적 반응이다.

　장시간 동안 이 같은 생존 반응 상태에 갇혀 있다 보면 몸 전체에 악영향이 미친다. 미토콘드리아는 에너지를 덜 만들어내게 된다. 호르몬 균형 상태가 깨지고 면역 체계가 약화되며 수면 패턴이 흐트러지고 결정을 내리는 게 더 힘들어진다. 정신은 각성돼 있지만 몸은 피곤한 상태, 즉 깨어 있지만 지친 상태가 될 수 있다. 심박변이도도 떨어지는데, 이는 회복력이 점점 소진되고 있다는 신호다.

　게다가 그런 상태를 자기 본모습이라고 여기기 쉬워진다. 그래서 '나는 원래 느긋한 사람이 아냐' 또는 '이게 그냥 내 본모습이야'라고 생각할 수도 있다. 그러나 사실 그건 당신의 신경계가 당신을 보호하기 위해 익힌 반응일 뿐이다. 스트레스 요인은 오래전에 사라졌는데, 몸이 종종 여전히 그것에 매달려서 끝나지 않은 스트레스 반응이 결코 꺼지지 않는 경보처럼 몸 안에 그대로 남아 있는 것이다. 그래서 특정한 소리나 냄새 또는 상황들이 커다란 반응을 일으키게 된다. 당신의 몸이 기억하는 것이다.

조절이란 말이 늘 차분한 상태를 유지한다는 의미는 아니다.
자기 자신에게 되돌아오는 방법을 안다는 의미다.
연습을 통해 자신의 몸에게 이제 내려놓아도 안전하다는 걸
가르칠 수 있다. 안전하다는 느낌을 갖기 위해 애쓸 필요는
없다. 그 느낌이 어땠는지 기억해내기만 하면 된다.

모든 걸 기록하는 몸

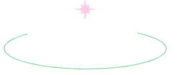

　제대로 처리되지 않은 감정들은 사라지지 않는다. 그런 감정들은 몸의 조직 안에 들어가 자리 잡는다. 당신도 아마 느껴봤을 것이다. 슬플 때 가슴이 조여 오는 느낌, 눈물을 참을 때 목이 메는 느낌, 분노를 표출하지 못하고 억누를 때 턱에 힘이 들어가는 느낌 말이다. 이런 느낌은 비유도 아니고 이유 없이 겪는 경험도 아니다. 신경계가 마무리 짓지 못한 생물학적 신호들이다. 이것이 바로 정신과 몸 간 연결의 핵심이다. 정신적으로 풀지 못한 건 몸이 붙잡으려 한다. 트라우마 전문가 베셀 반 데어 콜크Bessel van der Kolk 박사는 이를 "몸은 모든 걸 기록한다"고 표현했다. 그리고 정말 몸은 근막과 자세, 호흡, 소화, 에너지 수준에 모든 것을 기록한다.

특히 몸 전체에 그물처럼 퍼져 있는 결합조직인 근막이 놀라운 역할을 한다. 근막은 단순히 몸을 지지해줄 뿐 아니라 억눌린 감정으로 인한 긴장과 과거의 트라우마를 저장하기도 한다. 그것도 때론 수십 년간 말이다. 이것이 정신·육체 치유 센터 휴먼 개러지Human Garage에서 사용하는 육체 중심 긴장 완화 기법의 원리이다.

근막에 물리적인 자극을 주면 웃음이나 눈물 또는 생생한 기억 등 감정과 관련된 것들이 자연스레 표출될 수 있다. 조직에 쌓인 긴장을 풀어주면 그 안에 갇혀 있던 감정도 함께 풀려나는 경우가 많다.

이런 식으로 몸에 저장된 스트레스 패턴들은 우리 자신도 미처 자각하지 못하는 새에 우리가 움직이고 호흡하고 세상과 관계 맺는 방식에까지 영향을 미친다. 그러한 스트레스 패턴은 시간이 지나면서 만성 통증이나 피로감, 불안감 또는 자신의 몸과 분리된 듯한 느낌으로 발전되기도 한다.

치유는 자각에서 시작된다. 억지로 밀어붙이거나 무감각하게 만들지 말고, 몸이 안전하다고 느끼면서 천천히 그리고 옳고 그름을 따짐 없이 있는 그대로 느낄 수 있게 해주는 것이 필요하다. 그러한 여유를 허용해줄 때 단순히 감정들을 치유할 수 있을 뿐 아니라 세포 차원에서 회복력과 활기, 흐름까지 되살릴 수 있다.

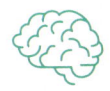

뇌는 성인이 되면서
굳어버리는 게 아니다.
어떤 나이에서든
올바른 수단을 사용한다면
얼마든지 변화를 이끌어낼 수 있다.

회복탄력성을
기르는 법

당신의 신경계는 끊임없이 주변 환경을 살피며 당신이 안전한지를 판단한다. 그래서 신경계가 과부하 상태라고 느끼면, 당신은 불안해지거나 자꾸 짜증이 나거나 위축되거나 산만해질 수 있다. 반대로 안전하다고 느끼면, 당신은 차분하고 안정된 상태에서 바로바로 반응하기보다는 상황에 맞게 대처할 수 있다.

당신이 무엇을 먹고 보고 듣고 스크롤하고 어떤 환경에 처해 있는지에 따라 당신의 심적 상태가 진정되거나 자극

된다. 이렇게 자문해보라. 이것은 나를 채워주고 있는가 아니면 소모시키고 있는가? 이 질문 하나만으로도 당신 내면의 나침반은 다시 방향을 잡을 수 있다.

마음챙김mindfulness이나 명상 또는 단 3분간의 느린 호흡 같은 간단한 방법만으로도 몸은 부교감 신경이 활성화되는 치유 상태로 전환될 수 있다. 그렇게 되는 데 도움이 될 가장 빠른 방법 몇 가지를 소개한다.

- 호흡 훈련: 4대8 호흡을 해보라. 숨을 4초 동안 들이마시고 8초 동안 내쉬는 것이다. 내쉬는 시간이 길어지면 뇌에 안전하다는 신호를 보내 미주신경이 활성화된다.
- 미주신경 자극: 미주신경에 부드러운 자극(콧노래 부르기, 가글하기, 얼굴에 찬물 튀기기, 노래 부르기 등)을 가하면 신경계 조절과 염증 완화에 도움이 된다.
- 자연 속에 머물기: 자연 속에 머물면 코르티솔 수치가 낮아지고 미토콘드리아 건강이 향상된다. 또한 당신 몸이 안전하다는 게 어떤 느낌인지 상기하게 된다.

- 봉사 활동: 다른 사람들을 돕다 보면 스트레스 호르몬이 줄고 옥시토신이 늘어난다. 친절은 미덕일 뿐 아니라 건강에 도움이 되는 일이기도 하다.
- 목적의식과 마음가짐: 오늘은 좋은 날이 될 거라는 생각으로 하루를 시작하면, 뇌가 경험을 걸러내는 방식이 달라진다. 삶의 의미와 목적의식이 뚜렷하면 수명이 늘어나고 치매에 걸릴 위험이 줄어들며 회복탄력성 또한 더 커진다.
- 디지털 기기 사용 제한: 화면 보는 시간을 줄이고 주변을 잘 정돈하며 알림 설정을 꺼 과도한 자극을 줄여라. 신경계는 끊임없는 입력을 감당하지 못한다.

신경계가 잘 조절되고 있다는 느낌을 되찾기 위해 꼭 묵언 수행이 필요한 건 아니다. 꾸준하면서도 소소한 일들을 통해 당신의 몸에 지금 안전하다는 사실과 모든 걸 당신이 통제하고 있다는 사실을 알려주면 된다.

자극으로부터
뇌를 지키는 법

스트레스는 흔히 감정적인 문제로 여겨지지만, 신경계가 얼마나 잘 조절되고 있는지 또는 얼마나 과부하 상태인지에 큰 영향을 미치는 건 감각적인 입력이다. 시끄러운 소음이나 강한 조명, 빠른 스크롤 또는 시각적으로 어수선한 환경 등에 계속 노출될 때 신경계는 낮은 수준의 경계 상태를 유지할 수밖에 없다. 그리고 그렇게 과도한 자극이 계속되면, 에너지가 소진되고 수면 장애가 생기며 집중하거나 편안함을 느끼는 게 더 힘들어지게 된다.

강력한 감각적 경계들을 설정하는 것은 신경계 건강을 향상시키는 강력하면서도, 아직 제대로 활용되고 있지 않은 수단 중 하나다. 여기서 감각적 경계를 설정한다는 것은 밤에 조명을 낮추거나 잠들기 한 시간 전에 휴대폰을 끄거나 시각적 어수선함을 줄이기 위해 주변을 정돈하거나 회복이 필요할 때 차분하고 조용한 환경을 선택하는 것 등을 의미한다.

당신의 신경계가 필요로 하는 건 동기부여뿐만이 아니다. 여유도 필요하다. 자신에게 안전하고 조용하며 심적으로 차분해질 수 있는 공간을 주는 것은 매일 자신에게 주는 선물이자 생물학적으로 꼭 필요한 일이기도 하다.

리추얼, 감사,
그리고 놀이의 힘

신경계는 대개 일정한 패턴에 따라 움직인다. 삶이 예측 불가하게 느껴질 때는 그 일정한 패턴이 약이 된다. 예를 들어 매일 밤 같은 시간에 촛불을 켜는 단순한 행동조차 당신의 몸에는 이제 긴장을 풀어도 좋다는 신호가 될 수 있다. 아침 산책이나 함께하는 식사, 일정한 취침 시간 같은 일상적인 의식이 내적 안정감을 주기도 한다.

감사는 단순히 좋은 행위가 아니다. 세포 차원에서의 개입이다. 일상생활에서 감사를 실천했을 때의 효과에 대한

64건의 연구를 메타분석한 결과, 불안과 우울감이 완화되고 긍정적인 감정이 늘어나며 삶의 만족도가 높아지는 등 정신 건강 측면에서 일관된 개선 효과가 나타났다. 신체적인 측면에서도 감사를 실천하면 염증 수치가 떨어지고 수면의 질이 좋아지는 걸로 나타났다.

그다음 살펴볼 것은 가장 과소평가된 치유 수단인 놀이이다. 순전히 재미를 위해 마지막으로 무언가를 해본 게 언제였는가? 생산성이나 성취가 아닌 오직 즐거움을 위해서 말이다. 어린 시절, 그러니까 '철들라'는 말을 듣기 전에는 무엇을 하길 좋아했는가? 늘 해보고 싶었지만 스스로 허용하지 않았던 것은 무엇인가? 놀이는 별것 아닌 게 아니다. 놀이는 신경가소성을 자극하고 미토콘드리아 건강을 높여주며 다시 활기를 띠게 해준다.

스스로에게 모래성을 쌓을 자유를 허락하라. 손가락으로 그림을 그려보라. 드럼을 배워보라. 즉흥 연기를 해보라. 초보자가 되어보라. 이런 것들이 그 어떤 보약이나 영양제보다 당신을 내면 깊은 곳에서 살아 숨 쉬게 해줄 것이다.

마음의 건강이
곧 몸의 건강

과학 발전 덕분에 우리는 지금 암을 퇴치해줄 맞춤형 백신이 개발되고 장기가 몸 안에서 재생되며 게놈 정보가 실시간으로 판독되는 놀라운 시대에 살고 있다. 그럼에도 불구하고 원인을 알 수 없는 증상들은 여전히 존재한다. 만성 통증과 피로, 장 문제, 근육 긴장 같은 증상들 말이다. 검사 결과는 '정상'으로 나오지만 증상은 분명히 존재하는 경우가 많다.

그리고 이러한 괴리 때문에 생겨난 분야가 있다. 바로

심신의학psychosomatic medicine 연구 분야다. 이 분야에서는 이런저런 증상들이 상상에 불과하다고 치부하지 않는다. 마음과 몸이 끊임없이 대화를 나눈다는 사실을 인정한다. 심신 질환의 존재를 뒷받침하는 증거는 얼마든지 있기 때문에 이러한 현상도 어느 정도 설명이 된다. 연구들에 따르면 두통이나 소화불량, 변비 같은 다양한 신체적 증상들이 심리적 스트레스 때문에 나타날 수 있다.

뉴욕대학교의 재활의학 전문의 존 사노John Sarno 박사는 그 자신이 말하는 이른바 '긴장성 근육통 증후군tension myositis syndrome'을 발견하면서 유명해졌다. 그는 분노, 두려움, 슬픔 같은 무의식적인 감정적 스트레스로 인해 근육과 신경으로 가는 혈류가 줄어들면서 실제 통증으로 나타날 수 있다고 주장한다.

더 널리 받아들여지고 임상적 근거도 있는 관점은 바베트 로스차일드Babette Rothschild의 '신체 중심 트라우마 치료somatic trauma therapy' 같은 신체 중심 치료법에서 찾아볼 수 있다. 이 치료법에서는 자율신경계를 통해 몸 안에 저장된

미해결 스트레스를 해소한다. 이러한 접근방식은 진정한
치유가 늘 약물이나 수술에서 시작되는 건 아니며 인식에
서 시작된다는 점을 시사한다.

단 10분으로
뇌를 바꾸는 법

명상은 그 자체로 생물학적인 업그레이드이다. 명상의 핵심은 집중적인 자각 훈련으로, 호흡이나 소리, 신체 감각처럼 단순한 것에 집중하되 생각이 딴 데로 흘러갈 때 바로 판단 없이 알아차리는 훈련을 하는 것이다.

그 목표는 생각을 멈추는 게 아니라 생각과 관계 맺는 방식을 바꾸는 데 있다. 많은 연구에서 입증된 사실이지만, 규칙적으로 명상을 하면 스트레스와 불안감, 우울증 등이 눈에 띄게 줄어든다.

그러나 명상의 이점은 정신 건강 측면에만 머물지 않는다. 연구 결과에 따르면 꾸준히 명상을 하면 생리적인 측면에서도 여러 가지 변화가 일어났다. 예를 들어 가장 주목할 만한 변화는 심장 건강의 핵심 요소인 혈압이 낮아질 수 있다는 점이다. 또한 명상을 하면 미토콘드리아 기능도 향상된다. 최근 연구에 따르면 그 결과 순환 줄기세포 수가 늘어나 골수에서 혈류로 흘러 들어가면서 세포 재생에도 도움이 된다. 규칙적으로 명상을 하는 사람들의 경우 면역 기능이 개선되기도 한다.

연구에 따르면 명상을 하면 스트레스로 인한 '텔로미어 단축telomere shortening'이 완화될 수도 있다. 텔로미어 단축은 염색체 끝에 있는 보호막인 텔로미어가 시간이 지나면서 점차 짧아지는 현상이다. 텔로미어 단축은 세포 기능 저하와 재생 능력 감소로 이어지고 결국 노화 관련 질환으로 발전할 수도 있다. 마지막으로 8주에 걸친 한 명상 연구에서는 염증 조절과 생체 리듬, 포도당 대사에 관여하는 172개 유전자의 발현에 유의미한 변화가 일어났다.

무엇보다 중요한 것은 명상을 하면 신경계가 '투쟁 또는 도피' 반응 상태에서 벗어나 '휴식 및 회복' 상태, 즉 치유 상태에 들어간다는 것이다. 시간이 지나면 기억과 집중력, 감정 조절과 관련된 뇌 부위들도 강화된다.

또한 명상을 하면 생물학적 측면뿐 아니라 자각 능력 측면에서도 효과가 있다. 자신의 생활 패턴과 내면의 대화, 스트레스 반응을 더욱 또렷이 자각하게 되는 것이다.

명상을 쉽게 시작하기

일상 속에서 효과적으로 명상을 하기 위해 몇 시간씩 따로 짬을 내거나 특별한 장비를 갖추거나 조용한 산속 휴양지 같은 곳을 찾아갈 필요는 없다. 처음엔 하루에 단 10분만 해도 좋다. 연구에 따르면 그 정도의 명상만으로도 우울증과 불안 증상이 완화될 수 있을 뿐 아니라 운동을 하고 건강하게 먹고 잠을 더 잘 자게 될 수도 있다.

명상이 처음이라면 음성 안내가 딸린 명상 앱으로 시작하는 게 도움이 될 수 있다. 'Calm, Waking Up, Headspace' 같은 인기 명상 앱이나 'Medito' 같은 무료 명상 앱은 스트레스 해소와 긴장 완화, 수면의 질 개선에 초점을 맞춘 간단한 초보자용 프로그램을 다양하게 갖추고 있다.

시간이 지나 익숙해지면 아무 도움 없이 혼자 명상하는 것도 시도해볼 수 있다. 마음챙김 명상도 생각보다 아주 간단하다. 조용히 앉아 눈을 감고 호흡에 집중하면서 뭔가를 판단하거나 바꾸려 하지 않고 자신의 생각들을 조용히 관찰하기만 하면 된다.

나아가 일상적인 활동에 마음챙김을 접목해볼 수도 있다. 예를 들어 마음챙김 걷기에서는 한 걸음 한 걸음 내디딜 때마다 몸의 감각들과 호흡의 리듬에 계속 주의를 기울인다. 설거지를 하거나 차를 마시는 것처럼 평범한 일도 마음을 쏟아서 하면 일종의 마음챙김 명상이 될 수 있다.

도파민 중독이
위험한 이유

도파민은 흔히 기분을 좋게 하는 화학물질이라고 하지만, 이는 지나치게 단순화한 말이다. 도파민은 즐거움과 관련 있는 만큼이나 무언가에 대한 추구와도 관련이 높다. 도파민은 동기와 갈망 그리고 기대를 키우는 역할도 한다. 지루할 때 컴퓨터나 휴대폰 화면을 스크롤하거나 스트레스를 받을 때 간식을 먹으려 하거나 아무 이유 없이 받은편지함을 새로 고침하는 충동 뒤에는 도파민이 있다. 뇌가 제대로 작동하면 보상을 기대할 때는 도파민 수치가 올라가고 기대했던 일을 겪고 나면 그 수치가 다시 내려온다. 도파민 수치가 내려오는 것은 균형 상태, 즉 항상성을 유지하려는 뇌 기능 때문이다. 그러나 자극이 끝없이 이어지는 오늘날의 세상에서 뇌의 균형 상태는 늘 심각한 위협을 받고 있다.

소셜 미디어, 스트리밍 플랫폼, 온라인 쇼핑, 포르노는 물론 지나치게 자극적인 음식까지도 도파민 분비를 자극하도록 만들어진다. 이것들은 아무 노력 없이도 즉각적인 자극을 주기 때문에 한때 지나친 자극에 빠지는 것을 막아주던 자연스러운 제약 사항을 무력화한다. 진화 관점에서 보면 우리 조상들은 이런저런 보상을 받기 위해 많은 노력을 해야 했다. 하지만 지금은 하루 24시간 내내 원하기만 하면 언제든 도파민을 얻을 수 있다.

끊임없는 자극 때문에 감정에 관여하고 자극에 반응하는 뇌 부위인 변연계의 역할이 강화되는 반면, 충동 조절과 의사 결정, 장기 계획에 관여하는 전전두엽의 역할은 약화된다. 이런 불균형 상태로 인해 시간이 지나면 불편함을 견디고 만족을 뒤로 미루며 현실 문제를 해결하는 능력은 점차 약화된다.

게다가 불안감과 우울감이 커지고 디지털 과부하로 인한 피로감 또한 커지게 된다.

해결책은 도파민을 없애는 게 아니라 도파민 민감도를 재조정하는 데 있다. 《도파민네이션》의 저자인 정신과 전문의 애나 렘키Anna Lembke 박사는 평소 애용하는 가장 강력한 도파민 유발 요인들을 한동안 멀리하길 권한다. 예를 들어 24시간 동안 휴대폰을 사용하지 않거나 30일 동안 SNS나 쇼핑 앱 그리고 첨가당을 멀리하는 식으로 말이다.

이는 도파민 유발 요인들을 영영 멀리하자는 게 아니다. 목표는 여유를 갖는 것이다. 기준선을 다시 정하고 중독시키려는 의도에 말려들지 않고 단순한 즐거움을 다시 맛볼 여유 말이다. 한동안 도파민 유발 요인들을 멀리한 뒤에는 목적의식을 갖고 다시 습관을 만들자. 제약 사항들을 추가하는 것이다. 침실에서 디지털 기기들을 치워라. 특정 시간에는 비행기 모드를 사용하라. 습관을 반사적 반응이 아닌 선택으로 만들어라. 렘키 박사는 "과도한 소비에서 절제로 가는 것보다는 금욕에서 절제로 가는 게 더 쉽다"고 말했다.

건강한 도파민 충전법

과도하게 자극적인 습관들과 거리를 두게 되면 뇌가 재설정되기 시작한다. 다음과 같이 하다 보면 더 건강한 방식으로 '도파민을 충전하는 데' 도움이 된다.

- 기상 후 휴대폰 보지 않기: 잠에서 깬 뒤 적어도 한 시간 동안 화면을 보지 마라. 그러면 뇌 안에서 자연스러운 도파민 리듬이 보호되고 이른 도파민 급상승이 억제되어 하루 종일 산만해지는 것을 막을 수 있다.
- 화면 보기 전에 먼저 걷기: 아침에 핸드폰 화면을 스크롤하지 말고 걸어라. 야외에서 걷는 게 가장 좋다. 10분만 걸어도 자연스레 도파민 수치가 올라가고 코르티솔 수치가 균형을 이루며 하루 종일 명석한 사고가 가능해진다.
- 도파민 디톡스 시간 만들기: 매일 30분에서 60분 정도 의도적으로 도파민 자극을 낮추도록 하라. 화면을 보지 않고 멀티태스킹도 하지 않는 것이다. 뇌에 지루해질 여지를 주는

것은 보상 회로를 재설계하는 데 아주 좋은 방법이다.

• 도파민 메뉴 만들기: 도파민 수치를 높이는 건강한 행동(근력 운동, 노래 부르기 등)과 도파민 수치를 낮추는 행동(차 마시기, 글쓰기 등)을 목록으로 만들어보라. 휴대폰 같은 디지털 기기들을 보기 전에 걷기처럼 자연스러운 움직임으로 하루를 시작하라.

• 단백질이 풍부한 아침 식사하기: 도파민은 단백질이 풍부한 음식에 들어 있는 아미노산의 일종인 티로신으로 만들어진다. 아침에 달걀이나 그릭 요거트 또는 치아시드 푸딩 같은 걸 먹으면 기분이 좋아지고 동기부여가 되며 명료한 인지력에도 도움이 된다.

• 음악 듣기: 좋아하는 노래들로 플레이리스트를 만들어 기운 내고 싶을 때 바로 들을 수 있게 하라. 좋아하는 음악을 들으면 뇌에서 도파민이 분비된다.

배움의 즐거움

당신은 그저 살아남기 위해 이 세상에 온 게 아니다. 창조하고 표현하고 성장하기 위해 온 것이다. 평생 배움은 단지 뇌 건강을 위한 과정이 아니라, 내가 누구이며 왜 여기 있는지를 알아가는 과정이기도 하다.

연구에 따르면, 나이가 들어도 새롭고 도전적인 경험을 하면 인지 기능을 유지하고 회복탄력성을 기르는 데 도움이 된다. 게다가 배움은 몸에 좋은 활동일 뿐 아니라 목적의식의 토대가 되는 호기심과 자신감, 자기표현을 되찾게

도 해준다.

뇌는 새로운 것을 먹고 산다. 영혼도 마찬가지다. 새로운 언어를 배우거나 도예를 시작하거나 자전거를 고치거나 자신의 세계관에 도전하는 글을 읽는 등, 이 모든 것은 차곡차곡 쌓인다. 당신은 단지 신경 경로를 만드는 게 아니라 자기 자신을 만들어가고 있는 것이다.

신경가소성 훈련법

우리는 새로운 경험을 통해 우리가 무엇을 해낼 수 있는 존재인지를 상기하게 된다. 정신적·창의적·감정적 측면에서 당신을 성장시켜주는 뭔가를 해보자. 예를 들면 다음과 같은 일들이 있다.

- 늘 미뤄온 새로운 기술 배우기
- 손으로 직접 뭔가를 만들어보기

- 익숙한 주제를 늘 보던 관점이 아닌 새로운 관점에서 보기

이런 일에 몇 시간씩 쓸 필요는 없다. 진짜 흥미가 느껴지는 일을 일주일에 몇 번, 단 15분씩만 써도 된다. 별게 아니고 낯설게 느껴진다 해도, 흥미가 느껴지는 일을 해보라. 성장은 순조롭게 이뤄지는 법이 없지만, 그래도 늘 노력할 가치가 있다.

젊게 생각하면
젊어진다

당신의 몸은 당신의 신념 체계에 맞춰 반응한다. 만일 내 삶이 활력과 목적의식, 기쁨으로 가득 차 있다고 믿으며 스스로에게 말을 건다면, 당신의 몸도 그에 맞춰 움직이기 시작할 것이다. 이는 단순한 마음가짐 얘기가 아니다. 1981년 하버드대학교 심리학자 엘런 랭어Ellen Langer 박사는 지금은 유명해진, 이른바 '반시계 방향 연구'라는 실험을 진행했다. 그 실험에서 70대 후반에서 80대 초반에 이르는 남성 여덟 명은 1959년 당시처럼 보이고 들리고 느껴지게 재현

된 한 수도원에서 일주일을 보냈다. 그들은 젊은 시절에 입던 옷을 입고 당시의 주요 뉴스에 대해 이야기했으며, 수십 년 더 젊었을 때처럼 생각하고 말하고 행동하라는 지시를 받았다. 그렇게 일주일이 지났을 때 그들은 근력, 시력, 청력, 기억력은 물론 자세 측면까지 분명하게 측정되는 발전을 보였다. 그러니까 그들의 몸이 젊어졌다는 마음가짐에 반응하기 시작한 것이다.

이후 이런 결과는 후속 연구에서도 반복해서 확인됐다. BBC의 재현 실험에서 참가자들은 잃어버렸던 기동성을 회복했으며, 보다 폭넓은 예일대 연구에서는 노화를 긍정적으로 보는 사람들이 그렇지 않은 사람들보다 평균 7.5년 더 오래 살았다.

주관적인 나이, 즉 자기 자신이 느끼는 나이는 기대 수명과 건강 수명 모두에 측정 가능한 영향을 미친다. 그러나 이는 단순히 스물다섯 살이라며 스스로를 속이는 일이 아니다. 당신의 전성기는 이미 지나갔다는 문화적 조건화를 거부하는 일인 것이다. 이는 또 어떤 나이에서든 활력과 호기심, 가능성을 구현하는 일이기도 하다.

롱제비티 분야 세계 100대 리더이자《역노화: 젊게 오래 사는 시대가 온다》의 저자인 세르게이 영Sergey Young은 자신을 200세까지 사는 게 목표인 서른 살 정도의 남자로 바라보기 시작하면서 모든 게 달라졌다고 말한다. 그는 더 많이 움직이기 시작하면서 계단을 한 번에 두 칸씩 오를 수 있게 되었고 정신도 더 또렷해졌다. 단순한 마음가짐 전환으로 인해 에너지와 행동 측면에서 실제 변화가 생겨난 것이다.

이런 예는 도처에 널려 있다. 타오 포천-린치Tao Porchon-Lynch는 80대에 전문적인 볼룸 댄스를 시작해 96세에 〈아메리카 갓 탤런트America's Got Talent〉 무대에 섰다. 그랜드마 모지스Grandma Moses는 70대 후반에 그림을 그리기 시작해 미국 역사상 존경받는 화가 중 한 사람이 되었다. 이들은 예외적인 존재가 아니며 나이는 문제가 아니라는 걸 알려주는 존재다.

● 수많은 참가자가 다양한 공연으로 경쟁하는 미국의 초대형 프로그램

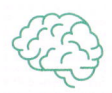

나이는 장벽이 아니다.
뭐든 당신이 원하는 걸로 채울 수 있는 그릇이다.
그러니 '너무 늙었다'고 느껴져 미뤄온 일이 있다면,
이를 당신에게 보내는 초대장으로
받아들이도록 하라.

SUMMARY

당신의 마음은 그저 수동적으로 반응하는 것이 아니라, 매 순간 주도적으로 당신의 몸 상태를 만들어간다. 당신의 생각과 감정 패턴은 당신이 어떻게 늙고 어떻게 치유되며 얼마나 충만한 삶을 살아가는지에 영향을 준다. 이 장에서는 마음을 '고치기' 위해서가 아니라 젊고 활기차게 살아가기 위해 생각의 힘을 빌리는 방법을 알아봤다. 그리고 그 과정에서 스트레스와 마음가짐이 어떤 파급 효과를 내는지도 살펴봤다.

마음과 몸은 하나다

- 장기적인 스트레스는 서서히 우리 몸을 축낸다. 그리고 떨어진 회복 탄력성을 되찾는 데는 호흡 훈련과 명상, 신경계 재훈련 등이 도움이 된다.
- 감정적 고통은 종종 몸 안에까지 스며든다. 내면의 세계를 더 깊이 들여다볼수록 신체적 증상에 대한 단서를 더 많이 찾게 된다.
- 도파민과의 관계를 재설정하면, 그러니까 도파민을 좇는 방식과 스스

로를 달래는 방식을 바꾸면 집중력부터 기분에 이르기까지 모든 걸 바꿀 수 있다.

- 노화에 대한 느낌이 어떤지에 따라 노화되어가는 방식 자체가 바뀐다. 스스로 더 젊다고 느끼는 사람들은 실제로 더 젊게 그리고 더 오래 사는 경향이 있다.

- 계속 호기심을 갖고 새로운 것을 시도하며 자기 자신에 대해 배우는 것은 과소평가된 젊음의 비법이다. 그렇게 하면 뇌가 유연해지고 자신감도 더 커진다. 늘 자기 연민과 호기심을 갖고 매 순간 충실한 삶을 사는 것은 결코 가볍게 볼 덕목이 아니다. 건강한 삶을 살기 위해 당신이 이용할 수 있는 가장 강력한 수단이다.

LIVE

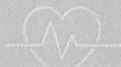

삶의 힘

“삶의 의미는 당신의 재능을 찾는 데 있고,
삶의 목적은 그 재능을 나누는 데 있다.”

———

파블로 피카소
화가

많은 사람의 삶에는 조용한 전환점이 있다. 그런 순간은 마치 은밀한 속삭임처럼 문득 나타나기도 한다. 어쩌면 달리는 기차 안에서 나는 지금 어디를 향해 이리 죽어라 달려가나 하고 묻는 순간 나타날 수도 있다. 큰 성취를 이룬 뒤 기대만큼 만족스럽지 못하다고 느끼는 순간 나타날 수도 있다. 아니면 대화를 하거나 아픈 이별을 하거나 태양이 떠오르는 걸 보는 순간 등 매 순간에 나타날 수도 있다. 내 안에 있는 그 무언가가 더 많은 것을 갈망하지 않는다는 걸 깨닫는 순간에 말이다.

마지막으로 설렘 속에 잠에서 깬 게 언제였는가? 그저 '할 일이 많다'는 생각이 아니라 뼛속까지 느껴지는 설렘, 삶이 완벽하게 돌아가지 않더라도 살아 있다는 사실에 감사하며 안정감을 느끼게 해주는 설렘 말이다. 어쩌면 꽤 오래됐을 수도 있겠지만, 그래도 상관없다. 당신은 바쁘게 살아왔고 당연히 해야 한다고 생각하는 일들을 해왔다. 그렇게 생산성이나 성공 또는 안정을 추구해왔지만, 그 과정에서 훨씬 더 본질적인 삶의 목적을 상실했다는 걸 깨닫게 되는 순간들이 있다. 삶의 목적은 책에서 찾거나 어떤 목록에서 체크할 수 있는 것이 아니다. 목적은 당신 몸 안에 살아 있는 그 무엇이다. 그리고 당신의 목적은 '무엇을 하느냐'가 아니라 '어떤 존재로 살아가느냐' 하는 것이다.

삶의 목적이 꼭 거창한 계획에서 생겨나는 건 아니다. 돌아보면 매 순간이 지금의 당신을 만든 완벽한 디딤돌이었다는 것이 분명하다. 결국 중요한 것은 의도를 가지고 살아가는 것, 자신의 가치와 다시 연결되는 것, 그리고 의미 있을 뿐 아니라 실제로 의미 있다고 느끼는 삶을 살아가는 것이다.

내 삶의 목적은?

이미 많은 사람이 직관적으로 느껴왔던 사실이 이제는 과학적으로도 입증되고 있다. 목적의식을 가지고 살아야 말 그대로 제대로 살게 된다는 사실 말이다. 50세 이상 성인 7,000여 명을 대상으로 진행한 한 연구에 따르면, 목적의식이 낮은 사람들은 자신이 '왜' 살고 있는지를 잘 아는 사람에 비해 어떤 원인으로든 사망할 가능성이 훨씬 높았다. 여기서 얻을 수 있는 교훈은 아침에 일어나야 할 분명한 이유가 있다면 더 오래 사는 데 도움이 될 수도 있다는 것이다. 목적은 육체적·정신적 쇠퇴로부터 우리를 지켜주는 역할을 한다. 운동이나 식단만큼이나 건강에 꼭 필요한 요소로, 의미 있는 일에 참여하는 것만으로도 몇 년은 더 살 수 있다.

그런데 어떻게 해야 삶의 목적을 발견할 수 있을까? 오늘날의 세상에서 바삐 지내는 건 그 어느 때보다 쉽지만 삶의 충만함을 느끼는 건 그 어느 때보다 어렵다. 놀라운 일도 아니지만, 여러 연구 결과는 대다수의 사람이 점점 덜 행복해하고 있다는 것을 보여준다. 지난 30년간 전 세계적으로 우울증 발생률이 크게 증가했다. 예를 들어 영국에서는 성인 여섯 명 중 한 명이 우울증이나 불안감 같은 정신 건강 문제를 겪고 있다.

우리는 더 많은 급여, 더 좋은 자동차, 더 나은 집 등 성취감을 준다고 여겨지는 것들을 추구하면서 내 마음과 몸, 영혼으로부터 점점 더 멀어져왔다. 세계에서 가장 오래 진행된 연구 중 하나인 '하버드 성인 발달 연구'에서는 나이가 들수록 우리를 진정 행복하고 건강하게 만들어주는 것은 부나 지위가 아니라는 사실이 밝혀졌다. 우리를 행복하고 건강하게 만들어주는 건 가까운 인간관계의 질이다.

정서적으로 서로 도움이 되는 깊은 인간관계는 기분을 좋게 할 뿐 아니라 삶의 질을 높이는 데도 그 어떤 외적인 성공 지표보다 더 큰 영향을 미친다. 또한 연구에 따르면, 물질적 소유를 추구하는 사람들은 삶에 대한 만족도가 떨어지는 데 반해 개인적인 성장과 정서적인 연결에 집중하는 사람들은 잠을 더 잘 잤고 정신 건강은 물론 삶의 질도 더 좋아졌다.

1만 2,000명 이상의 성인들을 추적·관찰한 또 다른 대규모 연구에 따르면, 목적의식이 강한 사람들은 사망 위험이 46퍼센트 낮아졌을 뿐 아니라 수면의 질이 좋아지고 우울증이 완화됐으며 외로움이 줄고 더 낙관적이 되었다. 다시 말해 목적의식을 가지고 살면 단지 기분이 좋아지는 데 그치지 않는다. 이는 장기적인 건강을 위해 우리가 택할 수 있는 가장 강력한 방법일지도 모른다.

이키가이를 찾아라

이키가이^{生き甲斐}는 '삶'을 뜻하는 이키와 '이유'를 뜻하는 가이가 결합된 일본어 개념으로, 문자 그대로 '삶의 이유'로 번역된다. 이 개념은 흔히 내가 사랑하는 것, 내가 잘하는 것, 세상이 필요로 하는 것 그리고 보상을 받을 수 있는 것이라는 네 가지 영역으로 시각화된다.

이키가이의 다른 버전에서는 마지막 요소인 보상이 빠지기도 하지만, 이는 돈 버는 일이 중요하지 않아서가 아니다. 이키가이는 커리어 계획으로만 쓰이도록 고안된 개념이 아

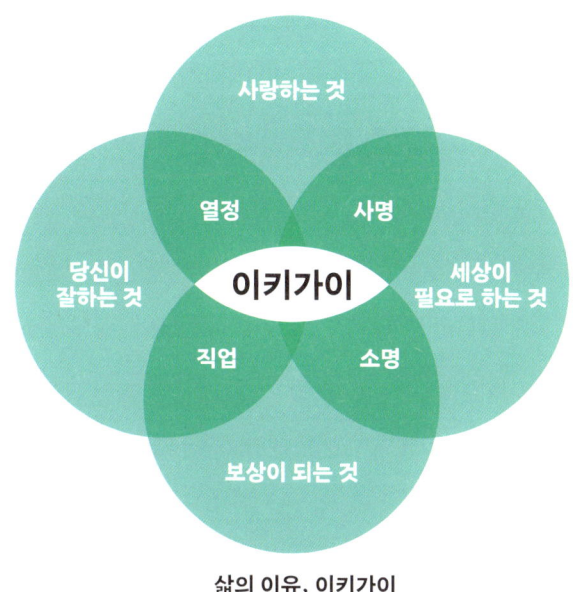

삶의 이유, 이키가이

니라 그보다 훨씬 더 넓은 의미를 지닌 개념이기 때문이다. 그러니까 이키가이는 이 세상에서 기쁨과 목적 그리고 삶의 의미를 주는 것을 추구하며 살아가야 할 우리 각자의 독특한 방식이다.

삶의 의미나 삶의 목적을 찾는다고 해서 꼭 거창하게 생각할 필요는 없다. 소설가 파울로 코엘료Paulo Coelho는 "목적은 찾아내는 것이 아니라 기억해내는 것이다"라고 했다. 그 목적은 우리가 오랫동안 마음속에 품고 다녔지만 미처 알아차리지 못한 경우가 많다. 당신의 이키가이는 시간에 따라 달라질 수도 있다. 당신이 성장하면서 변화하듯 목적을 구현하는 방식 역시 달라질 수 있다. 중요한 건 더 많은 일을 하는 게 아니라 진정 중요한 것과 더 깊이 연결되어 있다고 느끼는 것이다.

삶의 의미를 잘 아는 사람들이 대개 더 오래 살고 심장이 더 건강하며 삶의 질 또한 더 높다는 것이 연구 결과로 증명됐다. 우리가 모든 답을 갖고 있지 않다 해도 의도를 갖고 살기만 한다면, 직감에 따라 어떻게 기여하고 어떻게 창조하며 어떻게 연결될지를 알게 된다.

삶의 이유를
찾는 방법

이키가이는 단 한 차례의 완벽한 순간에 찾아지는 것이 아니다. 살아가면서 매 순간 하나하나를 선택하며 찾아가는 것이다.

이키가이는 목적지가 아니라 나아가는 방향이다. 그리고 질문에서 시작되는 경우가 많다. 조용한 시간을 가져라. 그리고 손을 가슴에 얹고, 자신에게 조용히 이런 질문들을 해보자. 그 대답 속에 당신의 이키가이가 숨어 있을지도 모른다.

- 알아주는 사람 하나 없어도 나를 살아 있게 만드는 건 무엇인가?

- 사람들은 그간 늘 어떤 이유로 나를 찾아왔는가?

- 늘 해보고 싶었지만, 너무 늦었거나 너무 바쁘거나 별로 잘하지 못한다고 계속 미뤄왔던 건 무엇인가?

- 무엇이 나를 아프게 하며, 어떻게 하면 그것으로부터 세상을 치유하는 데 도움을 줄 수 있을까?

- 나는 살아오면서 언제 성장하게 되었고, 그 성장으로 인해 내게 중요한 것들이 어떻게 달라졌는가?

- 세상이 필요로 하는 것 중에 내가 제공하고 싶어 하는 건 무엇인가?

- 내가 제공하고 싶어 하는 것이 에너지와 마음, 생계 측면에서 지속 가능하려면 어떻게 해야 할까?

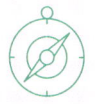

잊지 마라.
목적은 단지 당신이 열정을 느끼는 대상일 뿐 아니라
당신이 헌신할 수 있는 대상이기도 하다.
당신의 마음을 뛰게 만드는 것도 중요하지만,
다른 사람들을 위해 함께하고 공감하며 희망을 주기 위해
기꺼이 나설 수 있다는 것도 그에 못지않게 중요하다.
답을 억지로 끌어내려 하지 말고 자연스레 나오게 하라.
글로 쓰거나 음성 메모를 남기거나 콜라주를 만들거나
아니면 그저 곰곰이 생각해도 좋다.
매주 한 번 조용한 공간에서
정말 중요한 것과 다시 연결되는 시간을 보내도 좋다.
당신의 목적을 받아들이는 건
곧 불필요한 산만함을 거절하는 것이며
그 자체로 존중받아 마땅하다.

이키가이를 찾았다는 건 어떻게 알 수 있을까? 이키가이는 보통 인생을 뒤바꿔 놓을 단 한순간에 우연히 찾게 되는 게 아니다. 무엇이 당신에게 에너지와 평온 그리고 의미 있는 일을 하고 있다는 느낌을 주는지 주의 깊게 찾아내 키워 나가는 것이다. 항상 기쁠 수는 없겠지만, 대신 안정감을 갖게 될 것이다.

삶의 의미를 잘 알고 있으면 힘들 때에도 물러서지 않고 중요한 것에 헌신하게 되며, 진실하게 살아갈 때 마음속 깊은 울림 같은 걸 느끼기도 한다. 그리고 이걸 잊지 마라. 당신의 직업이 꼭 당신의 이키가이와 맞아떨어져야 할 필요는 없다. 2010년에 일본 성인 2,000명을 대상으로 진행한 한 설문조사에서 현재 직업이 자신의 이키가이와 맞아떨어진다고 답한 사람은 31퍼센트에 불과했다. 때로 이키가이는 공동체 안에서 당신이 맡은 역할 또는 창의적인 활동일 수도 있고, 사랑하는 사람들을 대하는 당신의 방식일 수도 있다.

나답게
살아야 하는 이유

의미 있게 오래 사는 삶은 목표에서 시작되지 않는다. 그것은 가치에서 시작되는데, 그 가치는 당신의 결정에 도움을 주고 인간관계에 영향을 미치며 삶이 불확실해질 때 든든한 버팀목이 되어주는 내면의 나침반이다. 당신의 가치는 단순히 당신이 믿는 것이 아니라 행동을 통해 존중하는 것이다. 그리고 가치를 더 분명히 알수록, 일이 계획대로 풀리지 않을 때도 일관성을 지키며 올바른 선택을 하기가 더 쉬워진다.

가치는 개인에 따라 아주 다르다. 어떤 사람에겐 창의성이나 정직함이다. 또 어떤 사람에겐 공동체나 모험 또는 평화다. 정답 같은 건 없고 자신에게 진실된 것만 있을 뿐이다. 하지만 자신의 가치를 분명히 하지 않으면, 그 가치와 맞지 않는 결정에 휩쓸리기 쉽다.

잠시 시간을 내어 생각해보자.

- 내가 다른 사람들에게서 가장 존경하는 자질은 무엇인가?
- 무엇이 내게 에너지를 주고, 무엇이 내게서 에너지를 앗아가는가?
- 사람들이 나와 함께 있을 때 어떻게 느끼길 바라는가?

어디서부터 시작해야 할지 모르겠다면 다음 단어 중 지금 당신에게 가장 중요하게 느껴지는 말 3~5가지에 대해 생각해보라. 그리고 그 말을 당신의 북극성으로 삼아라. 살면서 꼭 도달해야 할 목적지라기보다는 계속 따라가야 할 지향점으로 말이다.

창조   놀이

정직   단순함

기쁨   진실성

친절   호기심

충실   봉사

연민   지혜

모험   정의

평화   영성

절제   성장

용기   진정성

자유   공동체

신의   아름다움

사랑의 힘

다른 사람과의 관계에 대해 얘기하기에 앞서 먼저 당신과 당신 자신의 관계부터 돌아봐야 한다. 자신의 가치에 맞춰 살아가는 것, 그러니까 당신이 누구인지 또 무엇이 가장 중요한지 알고 살아가는 것은 당신의 신경계를 가장 잘 지키고 안정시킬 수 있는 방법이다.

내면의 세계가 안정되면 상호 신뢰와 존중 그리고 함께 성장하는 토대 위에 동반자 관계를 구축하는 게 더욱 쉬워진다. 당신 내면의 가치는 누구를 어떻게 사랑할지를 알려주는 나침반 역할을 하는데, 이는 비단 연인 관계뿐 아니라 삶의 모든 영역에 적용된다.

　장기적인 동반자 관계에 대한 얘기를 할 때 과학적인 근거는 명확하다. 건강하고 헌신적인 사랑에는 놀라운 치유의 힘이 있다는 것이다. 연구에 따르면 장기적인 동반자 관계를 맺고 있는 사람들은 우울증을 덜 겪고 질병에서 더 빨리 회복하며 심지어 더 오래 살기까지 하는 경우가 많다. 결혼한 사람들은 심장병에 걸릴 확률이 절반밖에 안 되며 설사 심장병에 걸리더라도 살아남을 가능성이 더 높다는 연구 결과도 있다. 또한 자신의 기분과 생활 리듬은 물론 삶의 중요한 순간까지 다 알고 있는 안정적인 동반자가 있다면 스트레스를 해소하고 각종 치료를 받고 모든 일상사를 헤쳐나가기가 한결 더 쉬워질 수 있다.

　마사지를 해주거나 받는 것, 포옹하는 것 또는 사랑을 나누는 것 같은 육체적인 애정 표현이 '사랑의 호르몬'인 옥시토신 분비를 촉진시킨다는 증거도 있다. 옥시토신은 불안감을 줄이고 스트레스를 낮추며 정신적인 삶의 질을 높이는 데 도움이 될 수 있다. 또한 이 호르몬은 산화 스트레스를 줄이고 만성 염증을 완화하며 세포 재생을 촉진시키는 등 항노화 효과도 있다고 알려져 있다. 일부 연구에 따르면 남성들은 결혼 생활을 통해 육체적인 이점들을 얻는 반면 여성들은 관계의 질이 높을 경우에 한해서 정서적인 이점을 얻는다. 긴장감과 의견 불일치 위에 형성된 동반자 관계는 스트레스를 줄여주긴커녕 오히려 더 늘릴 수 있다.

당신이 지금 동반자 관계를 맺고 있다면 그 관계를 의식적으로 잘 돌보도록 하라. 자주 소통하고 함께 웃으며 몸을 움직이고 식사를 함께하며 서로의 꿈을 존중해주도록 하라. 그리고 아직 싱글이라면 이걸 잘 알아두어라. 당신은 기회를 놓친 게 아니다. 기록상 가장 나이 많은 신부는 102세, 가장 나이 많은 신랑은 103세였다. 그리고 그동안 당신의 삶을 의미와 가치 그리고 우정으로 채워가는 것은 이미 훌륭한 치유다.

우정은
강력한 치유 수단

한 연구에 따르면 친밀한 사회적 유대 관계를 맺고 있을 경우 생존율이 50퍼센트나 높아질 수 있다. 외로움은 하루에 담배 열다섯 개비를 피우는 것만큼 건강에 해롭다는 연구 결과도 있다. 그런데 과학은 거기서 한 발 더 들어간다. UCLA 연구원 스티브 콜Steven Cole 박사는 사회적 유대 관계와 연관된 특정 유전자들이 면역 활동에도 영향을 미친다는 사실을 밝혀냈다. 인간과 붉은털원숭이 모두 사회적 고립 상태에서는 그 유전자들이 활성화돼 염증이 늘고 백혈구 생성이 억제됐으며, 그 결과 질병에 더 잘 걸렸고 심지어 종양도 더 잘 자라났다. 반대로 사회적으로 지지받고 있다고 느낄 경우에는 회복력이 더 좋아졌다.

그런데 친밀한 인간관계는 저절로 생겨나지 않는다. 의식적인 노력이 필요하다. 문자를 하든 전화를 하든 아니면 직접 만나든(이게 가장 이상적이지만), 정기적으로 접촉하는 것이 유대감을 유지하는 데 도움이 된다. 매주 함께 저녁 식사를 한다거나 오랜 시간 함께 산책한다거나 10분간 안부를 나누는 등 작은 의식들을 실천한다면 한층 더 친밀해질 수 있다.

자원봉사를 하거나 공동체 모임에 참여하는 등 그저 더 많은 사회적 초대에 응하는 경우에도 자신의 가치에 맞는 새로운 인간관계를 맺을 수 있다. 한 연구 결과에 따르면 자원봉사를 하는 사람들은 공동체 모임이나 단체에 참여할 가능성이 24퍼센트 더 높았으며, 그 과정에서 자연스럽게 우호적인 인맥 또한 확장됐다.

그리고 이걸 기억하라. 중요한 것은 얼마나 많은 사람을 알고 있느냐가 아니라 당신이 사람들에게 얼마나 잘 알려져 있다고 느끼느냐이다. 진정한 우정을 쌓으려면 시간이 필요하다. 캔자스대학교 연구진에 따르면 아는 사람에서 가벼운 친구가 되기까지는 40시간에서 60시간 정도가 걸리고, 진정한 친구가 되기까지는 80시간에서 100시간 정도 그리고 깊고 오래가는 유대관계를 쌓기까지는 200시간 넘게 걸린다. 그러니 시간을 들여라. 우정은 우리가 가진 강력한 치유 수단 중 하나이기 때문이다.

반려동물이
주는 선물

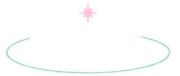

당신이 뭔가를 해줘서가 아니라 단지 존재한다는 사실만으로도 누군가에게 꼭 필요한 존재가 될 수도 있는데, 그럴 때 깊은 치유의 힘이 생긴다. 이것이 바로 우리가 반려동물을 돌볼 때 얻게 되는 귀한 선물 중 하나다. 그 대가로 반려동물은 우리에게 위안과 소소한 기쁨을 안겨주며 친밀한 유대 관계를 통해 힘들 때나 좋을 때나 늘 우리 곁을 지킨다.

연구에 따르면 반려동물을 키우는 사람들은 대체로 스

트레스를 덜 받고 우울증에 덜 걸릴 뿐 아니라 심장 건강도 좋아진다. 실제로 개를 키우면 모든 원인으로 인한 사망 위험, 즉 어떤 원인에 의한 사망 위험이든 24퍼센트나 줄어든다는 연구 결과도 있다. 일부 신체적인 이유도 있는데, 개를 키우면 비가 오나 눈이 오나 늘 밖에 나가 함께 산책하며 움직여야 하기 때문이다.

그러나 사망 위험이 줄어드는 이유의 상당 부분은 정서적인 것이다. 반려동물은 혈압을 낮춰주고 코르티솔 수치를 줄여줄 뿐 아니라 외로움을 덜어주는 안정적인 동반자이기도 하다. 수족관 안에서 물고기들이 헤엄치는 걸 바라보는 것만으로도 긴장이 풀리고 마음이 편안해진다는 사실도 입증되었다.

특히 노인들은 반려동물을 키우면 규칙적인 생활이 가능해지고 친밀한 관계를 유지하며 목적의식도 갖게 되는데, 이는 건강한 노화에 꼭 필요한 세 가지 요소이기도 하다. 그러나 이런 이점들을 누리기 위해 꼭 반려동물을 입양해야 하는 건 아니다. 이웃집 개를 산책시켜주거나 유기견 보호소에서 자원봉사를 하거나 친구의 반려동물을 잠시 돌봐주는 것도 좋다. 다른 생명체를 돌보는 단순한 행위는 젊게 살아가는 좋은 방법이며, 동시에 당신의 건강도 살펴야 한다는 걸 일깨워주는 좋은 계기가 된다.

식물을
키워야 하는 이유

화초를 돌보는 건 사소한 일처럼 보일 수도 있지만, 그 파급 효과는 아주 크다. 늘 컴퓨터나 휴대폰 화면을 들여다보고 인공조명에 둘러싸여 지내다가 살아 숨 쉬며 자라는 생명체를 다시 접하게 되면 놀라운 평온함을 느낄 수 있다. 이 과정에서 우리는 더없이 단순한 돌봄만으로도 몸 상태가 달라질 수 있다는 걸 깨닫게 된다.

화초는 단순히 방 안을 환하게 만들어주는 것 이상의 일을 한다. 공기를 정화하고 포름알데히드나 벤젠 같은 독소를 줄여줄 뿐 아니라 산소 농도까지 높여준다. 특히 알로에 베라나 산세비에리아 같은 화초는 밤에도 산소를 계속 방출한다. 아리카야자나 스파티필룸 같은 일부 식물은 가구나 세정제에서 나오는 유해한 휘발성 유기화합물voc을 거르는 데 특히 효과적이다.

그러나 가장 큰 이점은 눈에 보이기보다는 몸으로 느껴질 수도 있다. 연구에 따르면 물을 주거나 가지치기를 해주거나 그저 그 근처에 앉아 있는 등 화초와 교감만 해도 코르티솔 수치가 낮아지고 혈압 조절이 더 잘된다. 업무 공간에 화초를 두는 것만으로도 생산성이 15퍼센트 높아지고 정신적 피로가 줄어들며 집중력이 높아진다. 화초를 키우면 신경계가 진정되고 긴장이 풀리면서 마음이 편해진다는 연구 결과도 있다.

웃음으로
젊어지는 법

일본 성인 1만 7,000명 이상을 대상으로 진행한 한 연구에서 매일 웃는 사람들은 어떤 원인으로든 사망할 위험이 더 낮았다. 60대부터 100세 이상의 사람들까지 다양한 연령층을 조사한 또 다른 연구에서는 그중 가장 나이 많은 사람이 가장 자주 웃는다는 사실이 밝혀졌다. 122세까지 살았던 프랑스 여성 잔 칼망Jeanne Calment 역시 자신의 장수 비결은 단 하나, 유머 감각을 잃지 않는 것이었다고 단언했다. 언젠가는 "나는 웃다가 죽을 것 같아요"라고 말한 적도 있다.

웃음은 기분을 좋게 만들어주는 것에 그치지 않는다. 스트레스 호르몬인 코르티솔 수치를 낮춰주고 우리 몸의 천연 진통제인 엔도르핀 분비를 촉진시켜준다. 또한 산소 흡입량을 늘려주고 혈액 순환을 촉진해 심장 건강에도 좋고 전반적인 활력도 높여준다. 간단히 말해 웃음은 단순한 즐거움의 표출이 아니라 생물학적인 반응이다. 사랑하는 사람과 함께할 때 보이는 웃음이든 좋아하는 코미디를 보며 짓는 웃음이든 뜻밖에 터져 나오는 웃음이든, 모든 웃음은 몸 전체를 치유해준다. 그러니 더 많이 웃도록 하라. 그러면 단순히 더 오래 사는 게 아니라 분명 더 잘 살게 될 것이다.

웃음 요법

웃음은 단순히 건강에 좋을 뿐 아니라 인간관계를 촉진하고 스트레스를 완화하며 하루를 환하게 만들어주는 가장 빠른 방법이다. 일상생활을 하면서 더 많이 웃을 수 있는 몇 가지 방법을 소개하면 다음과 같다.

- 언제든 당신을 웃게 만드는 좋아하는 코미디나 가벼운 마음으로 볼 수 있는 영화 또는 유쾌한 유튜브 영상을 보라.
- 친구나 동료들과 즐거운 농담이나 밈 또는 재미있게 본 일 등을 공유하라. 아주 작은 웃음이나 농담만으로도 기분이나 분위기가 확 달라질 수 있다.
- 웃음을 유발하는 게임을 해보라. 특히 창의성이나 약간의 유쾌한 혼란이 가미된 게임이 좋다.
- 웃음 요가 수업에 참여하라. 호흡 운동을 하면서 의도적으로 웃다 보면(대개는 진짜 웃음으로 이어진다) 절로 즐거워지고 긴장도 풀린다.
- 가능하다면 자신의 실수도 웃어넘겨라. 자신의 부족함을 유머로 받아들이면 스트레스가 완화된다.

배를 잡고 큰 소리로 웃는 웃음이든 휴대폰을 보며 킥킥거리는 웃음이든, 모든 웃음은 가치가 있다.

인생을 바꾸는 감사

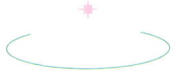

　감사하는 마음을 가지면, 당신 몸이 스트레스와 노화에 대처하는 방식은 물론 심지어 질병에 대처하는 방식까지 바뀐다. 거의 5만 명에 이르는 고령의 여성을 대상으로 한 연구에 따르면, 평소 감사를 더 많이 하는 사람들은 사망률이 유의미하게 낮았다. 왜일까? 누군가에게 감사를 하면 신경계 전체가 평온하게 변하기 때문이다. 감사를 하면 수면의 질도 좋아지고 혈압이 낮아지며 병원도 덜 가게 된다. 또한 감사하는 사람들은 대개 더 많이 움직이고 스트레스를 덜 받으며 삶에 대한 전반적인 만족도가 더 높다.

감사는 잘 되어가고 있는 일들을 나열하는 데서 끝나지 않는다. 감사는 관점의 문제이기도 하다. 한때 좌절로 여겼던 일들이 실은 우리를 가장 크게 성장하게 만드는 일들이 되기도 한다. 한때 빙 둘러가는 우회로로 여겼던 길이 실은 우리가 성장하는 데 꼭 필요한 길로 드러나기도 한다. 감사는 삶의 좋은 면과 혼란스런 면을 동시에 품으면서도 그 과정에서 의미를 찾게 해준다.

감사하는 습관

감사는 근육과 같아 쓸수록 더 강해진다. 평소 감사하는 마음을 기르는 몇 가지 방법을 소개하면 다음과 같다.

- 감사 일기를 써라. 고마운 일 세 가지를 적어보라. 아주 사소한 일도 좋다.

- 감사 메시지를 보내거나 도움을 준 누군가를 떠올리며 마음 속으로 감사하는 마음을 전해보라.
- 작은 몸짓으로 감사하는 마음을 보여라. 예를 들어 누군가에게 차 한 잔을 건네거나 도움의 손길을 내밀거나 진심 어린 칭찬을 하는 것이다.
- 누군가가 당신에게 친절을 베풀었던 기억을 떠올려 그때 그 기분을 다시 느껴보라.
- 하던 일을 잠시 멈추고 주변에 있는 무언가에 집중해보라. 예를 들어 주변의 빛이나 소리 또는 앉아 있는 의자의 편안함 같은 걸 느끼며 감사한 마음으로 받아들여라.
- 이미 잘되어 가고 있는 일로 관심을 돌릴 수 있게 해주는 고무적인 글을 읽거나 동영상을 봐라.
- 기도를 한다면 감사하는 것을 그 출발점으로 삼아라.

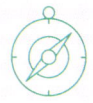

삶이 버겁게 느껴질 때는
이렇게 자문해보라.
여기에는 어떤 교훈이 숨겨져 있을까?
그 교훈이 당장 보이지 않더라도
그것을 찾으려는 마음을 먹는 것 자체가
아주 좋은 시작이다.

SUMMARY

목적의식을 갖고 사는 것은 건강과 젊음에 큰 도움이 되는 방법 중 하나다. 일기를 쓰든 명상을 하든 당신에게 활력을 주는 것에 더 많은 관심을 쏟든, 자기 성찰을 통해 가장 중요한 것들과 다시 연결되는 데 도움이 된다.

'삶의 이유'를 뜻하는 일본어 이키가이라는 개념은 당신이 사랑하는 것, 잘하는 것, 세상이 필요로 하는 것 그리고 당신의 삶을 유지하게 해주는 것이 서로 겹치는 지점으로, 삶의 목적은 도달해야 할 목적지가 아니라 나아가야 할 방향이라는 사실을 일깨워준다. 또한 목적은 살아가면서 한 번에 하나씩 의도적으로 선택해나가야 하는 것이기도 하다.

그런데 그에 못지않게 중요한 것이 또 있다. 바로 당신을 진심으로 알아주고 지지해주는 사람들과 친밀한 관계를 맺는 것이다. 사람들과 깊은 우정과 사랑하는 동반자 관계를 맺으면 스트레스가 줄어들고 회복력이 높아지며 심지어 수명까지 늘어나는 것으로 밝혀졌다. 또한 관계는 서로 돕고 기쁨과 웃음을 함께 나누며 소속감을 갖게 해줌으로써 삶에 의미를 부여한다. 반려동물을 돌보거나 화초에 물을 주거나 감사하는 마음으로 살아가는 등 단순한 행동조차도 목적의식을 갖게 해주고 삶의 질을 높여주는 강력한 수단이 될 수 있다.

고대부터 이미 알려져 있던 한 가지 사실에 과학적 근거가 있다는 점이 계속 확인되고 있다. 기쁨, 사랑, 관계, 삶의 의미 등은 마음뿐 아니라 몸의 생물학적 작용과도 관련 있다는 사실이 밝혀진 것이다. 웃음은 신경계를 진정시켜준다. 감사는 혈압을 낮춰준다. 목적의식은 면역력을 강화해준다. 당신의 몸은 늘 당신이 살아가는 방식에 귀 기울이고 있다.

그래서 건강을 잘 보살펴야 한다. 아울러 더 많이 웃어라. 깊이 사랑하라. 무언가를 심어라. 자주 춤을 춰라. 의도를 가지고 살았던 소소한 순간들의 힘을 결코 과소평가하지 마라.

제대로 시작할 준비가 다 될 때까지 기다릴 필요는 없다. 지금 당신이 어떻게 살아가느냐에 따라 미래가 달라진다. 그리고 젊게 살기에 가장 좋은 때는 바로 오늘이다.

감사의 글

　장수를 향한 놀라운 비전과 뜨거운 열정으로 늘 영감을 준 세르게이 영에게 특히 큰 고마움을 느낍니다. 건강 및 혁신 분야의 뛰어난 멘토이자 선구자인 그의 도움에 진심으로 감사합니다.

　나디아와 세르게이, 팀 그리고 폴리나의 조건 없는 사랑과 흔들림 없는 지지에도 감사를 전합니다. 이 책 출간을 비롯한 많은 일이 그들의 격려가 없었다면 가능하지 않았을 것입니다.

　이 책의 출간 프로젝트를 믿고 생명력을 불어넣어 준 마이클 오마라 북스의 니키 크로슬리, 가브리엘라 네메스, 루시 스튜어드슨, 리지 헤이, 비키 바이워터를 비롯해 모든 팀원들에게도 감사합니다. 출간 과정 내내 그들에게서 받은 조언과 전문지식 그리고 지원은 말할 수 없이 소중했습니다.

　모든 단계에서 보여준 사이컴위즈 팀원 여러분의 재능

과 진심 그리고 헌신에 감사를 전합니다. 이 책을 다듬는 과정에서 미셸이 보여준 예리한 안목과 과학적 엄격함, 깊은 배려에 감사합니다. 마지막으로 매일 우리에게 영감을 주는 예지력 있는 전문가인 독자 여러분께도 감사합니다. 이 책은 우리가 여러분에게서 배운 모든 것에 그 뿌리를 두고 있습니다.

참고 문헌

EAT: 음식의 힘

Fadnes, L. T. et al. (2023). Life Expectancy Can Increase by up to 10 Years Following Sustained Shifts Towards Healthier Diets in the United Kingdom. Nature Food, 4:961–965. doi: 10.1038/s43016-023-00868-w

NHS (2022). The Eatwell Guide. Public Health England. https://www.nhs.uk/live-well/eat-well/food-guidelines-and-food-labels/the-eatwell-guide/ [최종 접속일: 2025년 3월 23일]

Shafqat, A. et al. (2024). Mediterranean Diet Adherence and Risk of All-Cause Mortality in Women. JAMA Network Open. doi: 10.1001/jamanetworkopen.2024.14322

Hughes, D. A. (1999). Effects of Carotenoids on Human Immune Function. Proceedings of the Nutrition Society, 58(3):713–718. doi: 10.1017/S0029665199000932

Johra, F. T. et al. (2020). A Mechanistic Review of β-Carotene, Lutein, and Zeaxanthin in Eye Health and Disease. Antioxidants, 9(11):1046. doi: 10.3390/antiox9111046

Wu, J. et al. (2015). Intakes of Lutein, Zeaxanthin, and Other Carotenoids and Age-Related Macular Degeneration During 2 Decades of Prospective Follow-up. JAMA Ophthalmology, 133(12):1415–1424. doi: 10.1001/jamaophthalmol.2015.3590

Rasmussen, H. M. et al. (2013). Nutrients for the Aging Eye. Clinical Interventions in Aging, 8:741–748. doi: 10.2147/CIA.S45399

Bondonno, C. P. et al. (2021). Vegetable Nitrate Intake, Blood Pressure and Incident Cardiovascular Disease: Danish Diet, Cancer, and Health Study. European Journal of Epidemiology, 36(8):813–825. doi: 10.1007/s10654-021-00747-3

Kapała, A. et al. (2022). The Anti-Cancer Activity of Lycopene: A Systematic Review of Human and Animal Studies. Nutrients, 14(23):5152. doi: 10.3390/nu14235152

Paul, R. et al. (2020). Lycopene – A Pleiotropic Neuroprotective Nutraceutical: Deciphering Its Therapeutic Potentials in Broad Spectrum Neurological Disorders. Neurobiology of Aging, 87:104823. doi: 10.1016/j.neuint.2020.104823

Unlu, N. Z. et al. (2007). Lycopene from Heat-Induced Cis-Isomer-Rich Tomato Sauce Is More Bioavailable Than from All-Trans-Rich Tomato Sauce in Human Subjects. British Journal of Nutrition, 98(1):140-146. doi: 10.1017/S0007114507685201

Sperber A. D. et al. (2021). Worldwide Prevalence and Burden of Functional Gastrointestinal Disorders, Results of Rome Foundation Global Study. Gastroenterology, 160(1):99-114. e3. doi: 10.1053/j.gastro.2020.04.014. Epub 2020 Apr 12. PMID: 32294476

Imamura, F. et al. (2016). Effects of Saturated Fat, Polyunsaturated Fat, Monounsaturated Fat, and Carbohydrate on Glucose-Insulin Homeostasis: A Systematic Review and Meta-analysis of Randomised Controlled Feeding Trials. PLOS Medicine, 13(7):e1002087. doi: 10.1371/journal.pmed.1002087

Bayram, S. Ş Kızıltan G. (2024). The Role of Omega- 3 Polyunsaturated Fatty Acids in Diabetes Mellitus Management: A Narrative Review. Current Nutrition Reports, 13(3):527–551. doi: 10.1007/s13668-024-00561-9. Epub 2024 Jul 20. PMID: 39031306; PMCID: PMC11327211

Pelkman, C. L. et al. (2004). Effects of Moderate-Fat (From Monounsaturated Fat) and Low-Fat Weight-Loss Diets on the Serum Lipid Profile in Overweight and Obese Men and Women. The American Journal of Clinical Nutrition, 79(2):204–212. doi: 10.1093/ajcn/79.2.204

Mori, T. A. et al. (2004). Omega-3 Fatty Acids and Inflammation. Current Atherosclerosis Reports, 6:461–467. doi: 10.1007/s11883-004-0087-5

Cabo, J. et al. (2012). Omega-3 Fatty Acids and Blood Pressure. British Journal of Nutrition, 107(S2):S195–S200. doi: 10.1017/S0007114512001584

Kipp-Sinanis, E. (2011). Environmental Impact of Aquaculture: Wild-Caught vs. Farmed Fish. ResearchGate. https://www.researchgate.net/publication/324165259_Environmental_Impact_of_Aquaculture_Wild-Caught_vs_Farmed_Fish [최종 접속일: 2025.2.5]

Rose, D. J. (2014). Impact of Whole Grains on The Gut Microbiota: The Next Frontier for Oats? British Journal of Nutrition, 112(S2):S44–S49. doi: 10.1017/S0007114514002244

Gross, L. S. et al. (2004). Increased Consumption of Refined Carbohydrates and The Epidemic of Type 2 Diabetes in the United States: An Ecologic Assessment. The American Journal of Clinical Nutrition, 79(5):774–779. doi: 10.1093/ajcn/79.5.774

Nijssen, K. M. R. et al. (2023). Longer-Term Mixed Nut Consumption Improves Brain Vascular Function and Memory: A Randomized, Controlled Crossover Trial in Older Adults. Clinical Nutrition, 42(7):1067–1075. doi: 10.1016/j.clnu.2023.05.025

de Souza R. G. M. et al. (2017). Nuts and Human Health Outcomes: A Systematic Review. Nutrients, 9(12):1311. doi: 10.3390/nu9121311

Aune, D. et al. (2016). Nut Consumption and Risk of Cardiovascular Disease, Total Cancer, All-Cause and Cause-Specific Mortality: A Systematic Review and Dose-Response Meta-Analysis of Prospective Studies. BMC Medicine, 14:207. doi: 10.1186/s12916-016-0730-3

NHS (2023). Lactose Intolerance. NHS. https://www.nhs.uk/conditions/lactose-intolerance [최종 접속일: 2025.3.23]

Gargano, D. et al. (2021). Food Allergy and Intolerance: A Narrative Review on Nutritional Concerns. Nutrients, 13:1638. doi: 10.3390/nu13051638

Williams, S. C. P. (2024). Researchers Discover How Chronic Inflammation Worsens Heart Failure. Medical Xpress. https://medicalxpress.com/news/2024-10-chronic-inflammation-worsens-heart-failure.html [최종 접속일: 2024.11.16]

Ellulu, M. S. et al. (2022). Clinical and Biological Risk Factors Associated with Inflammation in

Patients With Type 2 Diabetes Mellitus. BMC Endocrine Disorders, 22:16. doi: 10.1186/s12902-021-00925 0

Xiang, Y. et al. (2023). The Role of Inflammation in Autoimmune Disease: A Therapeutic Target. Frontiers in Immunology, 14:1267091. doi: 10.3389/fimmu.2023.1267091

Seidelmann, S. et al. (2018). Dietary Carbohydrate Intake and Mortality: A Prospective Cohort Study and Meta-Analysis. The Lancet Public Health, 3(9):e419–e428. doi: 10.1016/S2468-2667(18)30135-X

Matsumoto, M. et al. (2023). Evaluation of Protein Requirements Using the Indicator Amino Acid Oxidation Method: A Scoping Review. The Journal of Nutrition, 153(12):3472–3489. doi: 10.1016/j.tjnut.2023.07.015

Brock, S. (2024). Protein Needs for Adults 50+. Stanford Lifestyle Medicine. https://longevity.stanford.edu/lifestyle/2024/01/23/protein-needs-for-adults-50/ [최종 접속일: 2024.11.16]

Weigle, D. S. et al. (2005). A High-Protein Diet Induces Sustained Reductions in Appetite, Ad Libitum Caloric Intake, and Body Weight Despite Compensatory Changes in Diurnal Plasma Leptin And Ghrelin Concentrations. American Journal of Clinical Nutrition, 82(1):41–48. doi: 10.1093/ajcn.82.1.41

U.S. Centers for Disease Control and Prevention (2024). MTHFR Gene Variant and Folic Acid Facts. U.S. Centers for Disease Control and Prevention. https://www.cdc.gov/folic-acid/data-research/mthfr/index.html [최종 접속일: 2024.11.16]

Anton, S. D. et al. (2018). Flipping the Metabolic Switch: Understanding and Applying the Health Benefits of Fasting. Obesity (Silver Spring), 26(2):254–268. doi: 10.1002/oby.22065

Diab, R. et al. (2024). Intermittent Fasting Regulates Metabolic Homeostasis and Improves Cardiovascular Health. Cell Biochemistry and Biophysics, 82:1583–1597. doi: 10.1007/s12013-024-01314-9

Helfand, S. L. et al. (2021). Evidence That Overnight Fasting Could Extend Healthy Lifespan. Nature, 598:265–266. doi: 10.1038/d41586-021-01578-8

Roncal-Jimenez, C. et. al (2015). Mechanisms by Which Dehydration May Lead to Chronic Kidney Disease. Annals of Nutrition and Metabolism, 66 (Suppl. 3):10–13. doi: 10.1159/000381239

Scott, A. M. et al. (2020). Increased Fluid Intake to Prevent Urinary Tract Infections: Systematic Review And Meta-Analysis. British Journal of General Practice, 70(692):e200–e207. doi: 10.3399/bjgp20X708125

Burton, R. et al. (2018). No Level of Alcohol Consumption Improves Health. The Lancet, 392(10152):987–988. doi: 10.1016/S0140-6736(18)31571-X

The World Health Organization (2024). Alcohol. https://www.who.int/news-room/fact-sheets/detail/alcohol [최종 접속일: 2024.11.16]

Valenzuela, C. F. (1997). Alcohol and Neurotransmitter Interactions. Alcohol Health and Research World, 21(2):144–148. https://pmc.ncbi.nlm.nih.gov/articles/PMC6826822/ [최종 접속일: 2024.11.16]

Zhao, Y. et al. (2024). Association of Coffee Consumption and Prediagnostic Caffeine Metabolites with Incident Parkinson Disease in a Population-Based Cohort. Neurology Journals. doi: 10.1212/WNL.0000000000209201

Kunutsor S. K, Lehoczki A, Laukkanen J. A. (2025). Coffee consumption, cancer, and healthy aging: epidemiological evidence and underlying mechanisms. GeroScience, 47(2):1517-1555. doi: 10.1007/s11357-024-01332-8. Epub 2024 Sep 13. PMID: 39266809; PMCID: PMC11978573

Vigne, M. et al. (2023). Chronic Caffeine Consumption Curbs rTMS-Induced Plasticity. Frontiers in Psychiatry, 14:1137681. doi: 10.3389/fpsyt.2023.1137681

Bougrine, H. et al. (2024). Effects of Various Caffeine Doses on Cognitive Abilities in Female Athletes with Low Caffeine Consumption. Brain Science, 14(3):280. doi: 10.3390/brainsci14030280

Lovallo, W. R. et al. (2005). Caffeine Stimulation of Cortisol Secretion Across the Waking Hours in Relation to Caffeine Intake Levels. Psychosomatic Medicine, 67(5):734–739. doi: 10.1097/01.psy.0000181270.20036.06

O'Callaghan, F. et al. (2018). Effects of Caffeine on Sleep Quality and Daytime Functioning. Risk Management and Healthcare Policy, 11:263–271. doi: 10.2147/RMHP.S156404

Amer, S. A. et al. (2023). Caffeine Addiction and Determinants of Caffeine Consumption Among Health Care Providers: A Descriptive National Study. European Review for Medical and Pharmacological Sciences, 27(8):3230–3242. https://pubmed.ncbi.nlm.nih.gov/37140274/ [최종 접속일: 2024.11.16]

Lyon, P. et al (2020). B Vitamins and One-Carbon Metabolism: Implications in Human Health and Disease. Nutrients, 12(9):2867. doi: 10.3390/nu12092867

Kovatcheva, M. et al. (2023). Vitamin B12 Is a Limiting Factor for Induced Cellular Plasticity and Tissue Repair. Nature Metabolism, 5:1911–1930. doi: 10.1038/s42255-023-00916-6

Field, D. T. et al. (2022). High-Dose Vitamin B6 Supplementation Reduces Anxiety and Strengthens Visual Surround Suppression. Human Psychopharmacology: Clinical and Experimental, 37(6):e2852. doi: 10.1002/hup.2852

Morris, M. S. et al. (2012). Vitamin B-12 and Folate Status in Relation to Decline in Scores on the Mini-Mental State Examination in the Framingham Heart Study. Journal of the American Geriatrics Society, 60:1457–1464. doi: 10.1111/j.1532-5415.2012.04076.x

Tardy, A.L. et al. (2020). Vitamins and Minerals for Energy, Fatigue and Cognition: A Narrative Review of the Biochemical and Clinical Evidence. Nutrients, 12(1):228. doi: 10.3390/nu12010228

Cashman, K. D. et al. (2016). Vitamin D Deficiency in Europe: Pandemic? The American Journal of Clinical Nutrition, 103(4):1033–1044. doi: 10.3945/ajcn.115.116978

Melrose, S. (2015). Seasonal Affective Disorder: An Overview of Assessment and Treatment Approaches. Depression Research and Treatment, 2015:178564. doi: 10.1155/2015/178564

National Institutes of Health (2022). Magnesium. Fact Sheet for Health Professionals. National Institutes of Health, Office of Dietary Supplements. https://ods.od.nih.gov/factsheets/Magnesium-HealthProfessional [최종 접속일: 2025.2.6]

Vink, R. et al. (2011). Magnesium in the Central Nervous System [Internet]. Adelaide (AU): University of Adelaide Press; 2011. https://www.ncbi.nlm.nih.gov/books/NBK507264/ [최종 접속일: 2025.2.6]

Yang, Y. et al. (2014). Alpha-Lipoic Acid Attenuates Insulin Resistance and Improves Glucose Metabolism In High Fat Diet-Fed Mice. Acta Pharmacoliga Sinica, 35(10):1285–1292. doi: 10.1038/aps.2014.64

Zhang, J. et al. (2023). Alpha Lipoic Acid Treatment in Late Middle Age Improves Cognitive Function: Proteomic Analysis of The Protective Mechanisms in The Hippocampus. Neuroscience Letters, 798:137098. doi: 10.1016/j.neulet.2023.137098

Rochette, L. et al. (2014). Alpha-Lipoic Acid – an Antioxidant with Protective Actions on Cardiovascular Diseases. In: Laher, I. (eds) Systems Biology of Free Radicals and Antioxidants, pp.1229–1249. Springer: Berlin, Heidelberg. doi: 10.1007/978-3-642-30018-9_77

Ma, G. P. et al. (2018). Rhodiola rosea L. Improves Learning and Memory Function: Preclinical Evidence and Possible Mechanisms. Frontiers in Pharmacology, 9:1415. doi: 10.3389/fphar.2018.01415

Lekomtseva, Y. et al. (2017). Rhodiola rosea in Subjects with Prolonged or Chronic Fatigue Symptoms: Results of an Open-Label Clinical Trial. Complementary Medicine Research, 24(1):46–52. doi: 10.1159/000457918

Igarashi, M. et al. (2022). Chronic nicotinamide mononucleotide supplementation elevates blood nicotinamide adenine dinucleotide levels and alters muscle function in healthy older men. NPJ Aging, 8(1):5. doi: 10.1038/s41514-022-00084-z. PMID: 35927255; PMCID: PMC9158788

Liao B. et al. (2021). Nicotinamide mononucleotide supplementation enhances aerobic capacity in amateur runners: a randomized, double-blind study. Journal of the International Society of Sports, 18(1):54.doi: 10.1186/s12970-021-00442-4. PMID: 34238308; PMCID: PMC8265078

Yoshino M. et al. (2021). Nicotinamide mononucleotide increases muscle insulin sensitivity in prediabetic women. Science, 372(6547):1224–1229. doi: 10.1126/science.abe9985. Epub 2021 Apr 22. PMID: 33888596; PMCID: PMC8550608

Rahman, S. U. et al. (2024). Role and Potential Mechanisms of Nicotinamide Mononucleotide in Aging. Aging and Disease, 15(2):565–583. doi: 10.14336/AD.2023.0519-1

Chak, K. C. et al. (2019). Pharmacological Basis and New Insights of Resveratrol Action in the

Cardiovascular System. British Journal of Pharmacology. doi: 10.1111/bph.14801

Rodríuez-Enríuez, S. et al. (2019). Resveratrol Inhibits Cancer Cell Proliferation by Impairing Oxidative Phosphorylation and Inducing Oxidative Stress. Toxicology and Applied Pharmacology, 370:65–77. doi: 10.1016/j.taap.2019.03.008

Pyo, I. S. et al. (2020). Mechanisms of Aging and the Preventive Effects of Resveratrol on Age-Related Diseases. Molecules, 25(20):4649. doi: 10.3390/molecules25204649

Hsu, T. F. et al. (2021). Oral Hyaluronan Relieves Wrinkles and Improves Dry Skin: A 12-Week Double-Blinded, Placebo-Controlled Study. Nutrients, 13(7):2220. doi: 10.3390/nu13072220

Migliore, A. et al. (2015). Effectiveness and Utility of Hyaluronic Acid In Osteoarthritis. Clinical Cases in Mineral and Bone Metabolism, 12(1):31–33. doi: 10.11138/ccmbm/2015.12.1.031

Yousefzadeh, M. J. et al. (2018). Fisetin as a Senotherapeutic that Extends Health and Lifespan. eBioMedicine, 36:18–28. doi: 10.1016/j.ebiom.2018.09.015

Tavenier, J. et al. (2024). Fisetin as a senotherapeutic agent: Evidence and perspectives for age-related diseases, Mechanisms of Ageing and Development, 222:111995, ISSN 0047-6374

Lorenzo, E. C. et al. (2023). Impact of Senolytic Treatment on Immunity, Aging, and Disease. Frontiers in Aging, 4:1161799. doi: 10.3389/fragi.2023.1161799

Maher, P. (2024). The Flavonoid Fisetin Reduces Multiple Physiological Risk Factors for Dementia. Neurochemistry International, 178:105805. doi: 10.1016/j.neuint.2024.105805

Hofer, S. J. et al. (2002). Mechanisms of Spermidine-Induced Autophagy and Geroprotection. Nature Aging 2:1112–1129. doi: 10.1038/s43587-022-00322-9

Chen, Y. et al. (2021). Spermidine Affects Cardiac Function in Heart Failure Mice by Influencing the Gut Microbiota and Cardiac Galectin-3. Frontiers in Cardiovascular Medicine, 8:765591. doi: 10.3389/fcvm.2021.765591

Ni, Y. Q. et al. (2021). New Insights into the Roles and Mechanisms of Spermidine in Aging and Age-Related Diseases. Aging and Disease, 12(8):1948–1963. doi: 10.14336/AD.2021.0603

MOVE: 운동의 힘

Venkatasamy, V. V. et al. (2013). Effect of Physical Activity on Insulin Resistance, Inflammation and Oxidative Stress in Diabetes Mellitus. Journal of Clinical and Diagnostic Research, 7(8):1764–1766. doi: 10.7860/JCDR/2013/6518.3306

Guan, Y. et al. (2022). Molecular Mechanisms of Exercise and Healthspan. Cells, 11(5):872. doi: 10.3390/cells11050872

Anderson, E. et al. (2019). Physical Activity, Exercise, and Chronic Diseases: A Brief Review. Sports Medicine and Health Science, 1(1):3–10. doi: 10.1016/j.smhs.2019.08.006

Guan, Y. et al. (2022). Molecular Mechanisms of Exercise and Healthspan. Cells, 11(5):872. doi: 10.3390/cells11050872

Srikanthan P, Karlamangla AS. (2014). Muscle mass index as a predictor of longevity in older adults. The American Journal of Medicine, 127(6):547–553. doi: 10.1016/j.amjmed.2014.02.007. Epub 2014 Feb 18. PMID: 24561114; PMCID: PMC4035379

Geiger, C. et al. (2024). DNA Methylation of Exercise-Responsive Genes Differs Between Trained and Untrained Men. BMC Biology, 22(1):147. doi: 10.1186/s12915-024-01938-6

Dolezal, B. A. et al. (2017). Interrelationship between Sleep and Exercise: A Systematic Review. Advances in Preventive Medicine, 2017:1364387. doi: 10.1155/2017/1364387

Wolfe R. R. (2006). The underappreciated role of muscle in health and disease. The American Journal of Clinical Nutrition, 84(3):475–482. doi: 10.1093/ajcn/84.3.475. PMID: 16960159

Bohannon R. W. (2019). Grip Strength: An Indispensable Biomarker For Older Adults. Clinical Interventions in Aging, 14:1681–1691. doi: 10.2147/CIA.S194543. PMID: 31631989; PMCID: PMC6778477

Kim J. (2021). Handgrip Strength to Predict the Risk of All-Cause and Premature Mortality in Korean Adults: A 10-Year Cohort Study. International Journal of Environmental Research and Public Health, 19(1):39. doi: 10.3390/ijerph19010039. PMID: 35010298; PMCID: PMC8751337

Kemala Sari, N. et al. (2025). Handgrip strength as a potential indicator of aging: insights from its association with aging-related laboratory parameters. Front Med (Lausanne), 12:1491584. doi: 10.3389/fmed.2025.1491584. PMID: 39944493; PMCID: PMC11814436

Pinckard, K. et al. (2019). Effects of Exercise to Improve Cardiovascular Health. Frontiers in Cardiovascular Medicine, 6:69. doi: 10.3389/fcvm.2019.00069

Blondell, S. J. et al. (2014). Does Physical Activity Prevent Cognitive Decline And Dementia?: A Systematic Review and Meta-Analysis of Longitudinal Studies. BMC Public Health, 14:510. doi: 10.1186/1471-2458-14-510

Atakan, M. M. et al. (2021). Evidence-Based Effects of High-Intensity Interval Training on Exercise Capacity and Health: A Review with Historical Perspective. International Journal of Environmental Research and Public Health, 18(13):7201. doi: 10.3390/ijerph18137201

Stankovic, M. et al. (2023). Effects of High-Intensity Interval Training (HIIT) on Physical Performance in Female Team Sports: A Systematic Review. Sports Medicine – Open 9:78. doi: 10.1186/s40798-023-00623-2

Solan, M. (2024). Cognitive Benefits from High-Intensity Interval Training May Last for Years. Harvard Health Publishing. https://www.health.harvard.edu/exercise-and-fitness/cognitive-benefits-from-high-intensity-interval-training-may-last-for-years [최종 접속

일: 2024.11.16]

Nygaard H, Tomten SE, Høstmark AT. (2009). Slow postmeal walking reduces postprandial glycemia in middle-aged women. Applied Physiology, Nutrition and Metabolism = Physiologie appliqué, nutrition et metabolisme, 34(6):1087–1092.doi: 10.1139/H09-110. PMID: 20029518

Stens, N. A. et al. (2023). Relationship of Daily Step Counts to All-Cause Mortality and Cardiovascular Events. Journal of the American College of Cardiology, 82(15):1483–1494. doi: 10.1016/j.jacc.2023.07.029. Epub 2023 Sep 6. PMID: 37676198

Inoue, K. et al. (2023). Association of Daily Step Patterns With Mortality in US Adults. JAMA Network Open. 6(3):e235174. doi: 10.1001/jamanetworkopen.2023.5174. Erratum in: JAMA Network Open, 6(4):e2311413. doi: 10.1001/jamanetworkopen.2023.11413. PMID: 36976556; PMCID: PMC10051082

Sakuragi S, Sugiyama Y. (2006). Effects of daily walking on subjective symptoms, mood and autonomic nervous function. Journal of Physiological Anthropology, 25(4):281–289. doi: 10.2114/jpa2.25.281. PMID: 16891758

Oppezzo, M. et al. (2014). Give Your Ideas Some Legs: The Positive Effect of Walking on Creative Thinking. Journal of Experimental Psychology: Learning, Memory, and Cognition, 40(4):1142–1152. doi: 10.1037/a0036577

Li Q. (2010). Effect of forest bathing trips on human immune function. Environmental Health and Preventative Medicine, 15(1):9–17. doi: 10.1007/s12199-008-0068-3. PMID: 19568839; PMCID: PMC2793341

Talen, M. R. (2024). The Good Life: Lessons From the World's Longest Scientific Study of Happiness. Family Medicine, 56(10):684–685. doi: 10.22454/FamMed.2024.345850. PMCID: PMC11575524

NHS (2024). Physical Activity Guidelines for Adults Aged 19 to 64. NHS. https://www.nhs.uk/live-well/exercise/physical-activity-guidelines-for-adults-aged-19-to-64 [최종 접속일: 2024.2.9]

Dossett, M. L. et al (2020). A New Era for Mind–Body Medicine. The New England Journal of Medicine, 382:1390–1391. doi: 10.1056/NEJMp1917461

Nelson, S. et al. (2024). Biomarkers of Stress as Mind–Body Intervention Outcomes for Chronic Pain: An Evaluation of Constructs and Accepted Measurement. PAIN 165(11):2403–2408. doi: 10.1097/j.pain.0000000000003241

Skelly, A. et al. (2018). Non-invasive Nonpharmacological Treatment for Chronic Pain: A Systematic Review [Internet]. Agency for Healthcare Research and Quality (US), Report No.: 18-EHC013-EF, PMID:30179389. https://pubmed.ncbi.nlm.nih.gov/30179389/ [최종 접속일: 2024.11.16]

Cramer, H. et al. (2017). Effects Of Yoga on Chronic Neck Pain: A Systematic Review and Meta-Analysis. Clinical Rehabilitation, 31(11):1457–1465. doi: 10.1177/0269215517698735

Wang, Y. et al. (2018). Integrative Effect of Yoga Practice in Patients with Knee Arthritis: A

PRISMA-Compliant Meta-Analysis. Medicine (Baltimore), 97(31):e11742. doi: 10.1097/MD.0000000000011742

Gothe, N. P. et al. (2019). Yoga Effects on Brain Health: A Systematic Review of the Current Literature. Brain Plasticity, 5(1):105–122. doi: 10.3233/BPL-190084

Oh, B. et al. (2020). The Effects of Tai Chi and Qigong on Immune Responses: A Systematic Review and Meta-Analysis. Medicines (Basel), 7(7):39. doi: 10.3390/medicines7070039

Wang, F. et al. (2013). The Effects of Qigong on Anxiety, Depression, and Psychological Well-Being: A Systematic Review and Meta-Analysis. Evidence-Based Complementary Alternative Medicine, 2013:152738. doi: 10.1155/2013/152738

Laukkanen, T. et al. (2018). Sauna bathing is associated with reduced cardiovascular mortality and improves risk prediction in men and women: a prospective cohort study. BMC Medicine, 16(1):219. doi: 10.1186/s12916-018-1198-0. PMID: 30486813; PMCID: PMC6262976

Huo, C. et al. (2022). Effect of Acute Cold Exposure on Energy Metabolism and Activity of Brown Adipose Tissue in Humans: A Systematic Review and Meta-Analysis. Frontiers in Physiology, 13:917084. doi: 10.3389/fphys.2022.917084

Yankouskaya, A. et al. (2023). Short-Term Head-Out Whole-Body Cold-Water Immersion Facilitates Positive Affect and Increases Interaction between Large-Scale Brain Networks. Biology (Basel), 12(2):211. doi: 10.3390/biology12020211

Cain, T. et al. (2025). Effects of cold-water immersion on health and wellbeing: A systematic review and meta-analysis. PLoS One, 20(1):e0317615. doi: 10.1371/journal.pone.0317615. PMID: 39879231; PMCID: PMC11778651

Mullington, J. M. et al. (2009). Cardiovascular, inflammatory, and metabolic consequences of sleep deprivation. Progress in Cardiovascular Diseases, 51(4):294–302.doi: 10.1016/j.pcad.2008.10.003. PMID: 19110131; PMCID: PMC3403737

Irwin, M. R. et al. (1994). Partial sleep deprivation reduces natural killer cell activity in humans. Psychosomatic Medicine, 56(6):493–498

Potter, L.M. et al. (2015). Short Sleepers are Four Times More Likely to Catch a Cold. University of California San Francisco. https://www.ucsf.edu/news/2015/08/131411/short-sleepers-are-four-times-more-likely-catch-cold [최종 접속일: 2024.11.16]

Sandhu A, Seth M, Gurm HS. (2014). Daylight savings time and myocardial infarction. Open Heart, 1(1):e000019. doi: 10.1136/openhrt-2013-000019. PMID: 25332784; PMCID: PMC4189320

SLEEP: 수면의 힘

National Institute on Aging (2020). A Good Night's Sleep. National Institute on Aging. https://www.nia.nih.gov/health/sleep/good-nights-sleep [최종 접속일: 2024.11.16]

Casagrande, M. et al. (2022). Sleep Quality and Aging: A Systematic Review on Healthy Older People, Mild Cognitive Impairment and Alzheimer's Disease. International Journal of Environmental Research and Public Health, 19(14): 8457. doi: 10.3390/ijerph19148457

Gooley, J. J. et al. (2011). Exposure to room light before bedtime suppresses melatonin onset and shortens melatonin duration in humans. The Journal of Clinical Endocrinology and Metabolism, 96(3):E463–E472.doi: 10.1210/jc.2010-2098. Epub 2010 Dec 30. PMID: 21193540; PMCID: PMC3047226

Zaki, N. F. W. et al. (2020). Basic chronobiology: what do sleep physicians need to know? Sleep Science, 13(4):256–266. 13(4):256-266. doi: 10.5935/1984-0063.20200026. PMID: 33564373; PMCID: PMC7856659

Colrain I. M, Nicholas CL, Baker FC. (2014). Alcohol and the sleeping brain. Handbook of Clinical Neurology, 125:415–431.doi: 10.1016/B978-0-444-62619-6.00024-0. PMID: 25307588; PMCID: PMC5821259

Mullington, J. M. et al. (2010). Sleep loss and inflammation. Best Practice & Research. Clinical Endocrinology & Metabolism, 24(5):775–784. doi: 10.1016/j.beem.2010.08.014. PMID: 21112025; PMCID: PMC3548567

Doherty, R. et al. (2023). The Impact of Kiwifruit Consumption on the Sleep and Recovery of Elite Athletes. Nutrients, 15(10):2274. doi: 10.3390/nu15102274. PMID: 37242157; PMCID: PMC10220871

Diniz, G. et al. (2023). The effects of gratitude interventions: a systematic review and meta-analysis. Einstein (Sao Paulo), 21:eRW0371. doi: 10.31744/einstein_journal/2023RW0371. PMID: 37585888; PMCID: PMC10393216

Wang X, Song C. (2023). The impact of gratitude interventions on patients with cardiovascular disease: a systematic review. Frontiers in Psychology, 14:1243598. doi: 10.3389/fpsyg.2023.1243598. PMID: 37809310; PMCID: PMC10551131

Liu, D. et al. (2023). Tumor Vaccines: Unleashing the Power of the Immune System to Fight Cancer. Pharmaceuticals (Basel), 16(10):1384. doi: 10.3390/ph16101384

THINK: 생각의 힘

Kozlov, M. (2024). 'Mini Liver' Will Grow in Person's Own Lymph Node in Bold New Trial. Nature. https://www.nature.com/articles/d41586-024-00975-z [최종 접속일: 2024.11.15]

Shaw, W. et al. (2024). Stress Effects on the Body. American Psychological Association. https://www.apa.org/topics/stress/body [최종 접속일: 2024.11.16]

Vulcano, B.A. et al. (1984). The Prevalence of Psychosomatic Disorders Among a Sample of Police Officers. Social Psychiatry, 19:181–186. doi.org/10.1007/BF00596783

Li, Y. et al. (2020). Effects of Mindfulness Meditation on Anxiety, Depression, Stress, and

Mindfulness in Nursing Students: A Meta-Analysis and Trial Sequential Analysis of Randomized Controlled Trials. Frontiers of Nursing, 7(1). doi: 10.2478/fon-2020-000

Marques, P. et al. (2018). Benefits of Mindfulness Meditation in Reducing Blood Pressure and Stress in Patients with Arterial Hypertension. Journal of Human Hypertension, 33:237–247. doi: 10.1038/s41371-018-0130-6

Santosa, I. et al. (2024). The effect of meditation on telomerase and stem cell. International Journal of Research in Medical Sciences, 12, 3491–3499. doi:10.18203/2320-6012. ijrms20242638

Black, D. S. et al. (2016). Mindfulness Meditation and The Immune System: A Systematic Review of Randomized Controlled Trials. Annals of the New York Academy of Sciences, 1373(1):13–24. doi: 10.1111/nyas.12998

Khoa, D. L. N. et al. (2019). Loving-Kindness Meditation Slows Biological Aging in Novices: Evidence from a 12-Week Randomized Controlled Trial. Psychoneuroendocrinology, 108:20–27. doi: 10.1016/j.psyneuen.2019.05.020

Bhasin, M.K. et al. (2018). Specific Transcriptome Changes Associated with Blood Pressure Reduction in Hypertensive Patients After Relaxation Response Training. Journal of Alternative Complementary Medicine, 24(5):486–504. doi: 10.1089/acm.2017.0053

Goyal, M. et al. (2014). Meditation Programs for Psychological Stress and Well-being: A Systematic Review and Meta-analysis. JAMA Internal Medicine, 174(3):357–368. doi: 10.1001/jamainternmed.2013.13018

Remskar, M. et al. (2024). Mindfulness Improves Psychological Health and Supports Health Behaviour Cognitions: Evidence From a Pragmatic RCT of a Digital Mindfulness-Based Intervention. British Journal of Health Psychology, 29(4). doi: 10.1111/bjhp.12745

Arco, A.D. et al. (2009). Neurotransmitters and Prefrontal Cortex–Limbic System Interactions: Implications for Plasticity and Psychiatric Disorders. Journal of Neural Transmission, 116:941–952. doi: 10.1007/s00702-009-0243-8

Waters, J. (2021). Constant Craving: How Digital Media Turned Us All into Dopamine Addicts. Guardian. https://www.theguardian.com/global/2021/aug/22/how-digital-media-turned-us-all-into-dopamine-addicts-and-what-we-can-do-to-break-the-cycle [최종 접속일: 2025.3.29]

Ferreri, L. et al. (2019). Dopamine Modulates the Reward Experiences Elicited by Music. Proceedings of the National Academy of Sciences of the United States of America. doi: 10.1073/pnas.1811878116

Pauwels L. et al. (2018). Aging and Brain Plasticity. Aging (Albany NY), 10(8):1789–1790. doi: 10.18632/aging.101514

Langer, E. J. (2009). Counterclockwise: Mindful Health and the Power of Possibility. Ballantine Books, New York

Levy, B. R. et al. (2022). Longevity Increased by Positive Self-perceptions of Aging. Journal of Personality and Social Psychology, 83(2):261–270. doi: 10.1037//0022-3514.83.2.261

Nakamura, J. S. et al. (2022). Associations Between Satisfaction with Aging and Health and Well-being Outcomes Among Older US Adults. JAMA Network Open, 5(2):e2147797. doi: 10.1001/jamanetworkopen.2021.47797

Tao Porchon-Lynch & Vard – Audition (America's Got Talent, 2015). YouTube. Uploaded by America's Got Talent 2015. https://www.youtube.com/watch?v=6YXnEwAUUkI [최종 접속일: 2025.2.14]

Waxman, O. (2016). Grandma Moses Didn't Start Painting Until Her 70s. Here's Why. TIME. https://time.com/4482257/grandma-moses-history [최종 접속일: 2025.2.14]

LIVE: 삶의 힘

Alimujiang, A. et al. (2019). Association Between Life Purpose and Mortality Among US Adults Older Than 50 Years. JAMA Network Open, 2(5):e194270. doi: 10.1001/jamanetworkopen.2019.4270

Witters, D. (2023). U.S. Depression Rates Reach New Highs. Gallup. https://news.gallup.com/poll/505745/depression-rates-reach-new-highs.aspx [최종 접속일: 2024.11.30]

Mineo, L. (2017). Good Genes are Nice, but Joy is Better. The Harvard Gazette. https://news.harvard.edu/gazette/story/2017/04/over-nearly-80-years-harvard-study-has-been-showing-how-to-live-a-healthy-and-happy-life/ [최종 접속일: 2024.11.30]

Lau, E. et al. (2014). Purpose-Driven Life: Life Goals as a Predictor of Quality of Life and Psychological Health. Journal of Happiness Studies, 16(5). doi: 10.1007/s10902-014-9552-1

Kim, E. S. et al. (2022). Sense of Purpose in Life and Subsequent Physical, Behavioral, and Psychosocial Health: An Outcome-Wide Approach. American Journal of Health Promotion, 36(1):137–147.doi: 10.1177/08901171211038545. Epub 2021 Aug 18. PMID: 34405718; PMCID: PMC8669210

Tanno, K. et al. (2009). Associations of Ikigai as a Positive Psychological Factor with All-Cause Mortality and Cause-Specific Mortality Among Middle-Aged and Elderly Japanese People: Findings from the Japan Collaborative Cohort Study. Journal of Psychosomatic Research, 67(1):67–75. doi: 10.1016/j.jpsychores.2008.10.018

Miyazaki, J. et al. (2022). Purpose in Life (Ikigai) and Employment Status in Relation to Cardiovascular Mortality: The Japan Collaborative Cohort Study. BMJ Open, 12:e059725. doi: 10.1136/bmjopen-2021-059725

World Economic Forum (2017). Is This Japanese Concept the Secret to a Long, Happy, Meaningful Life? World Economic Forum. https://www.weforum.org/stories/2017/08/is-this-japanese-concept-the-secret-to-a-long-life/ [최종 접속일: 2024.11.30]

Grundströ, J. et al. (2021). Associations Between Relationship Status and Mental Well-Being in Different Life Phases From Young to Middle Adulthood. SSM – Population Health, 14:100774. doi: 10.1016/j.ssmph.2021.100774

Wong, C. W. et al. (2019). Marital Status and Risk of Cardiovascular Diseases: a Systematic Review and Meta-Analysis. Heart, 104(23):1937–1948. doi: 10.1136/heartjnl-2018-313005

Schultz, W. et al. (2017). Marital Status and Outcomes in Patients with Cardiovascular Disease. Journal of the American Heart Association, 6(12). doi: 10.1161/JAHA.117.005890

Whisman, M. A. et al. (2018). Marital Satisfaction and Mortality in the United States Adult Population. Health Psychology, 37(11):1041–1044. doi: 10.1037/hea0000677

Neumann, I. D. (2007). Oxytocin: The Neuropeptide of Love Reveals Some of its Secrets. Cell Metabolism, 5(4):231–233. doi: 10.1016/j.cmet.2007.03.002

Benameur, T. et al. (2021). The Antiaging Role of Oxytocin. Neural Regeneration Research, 16(12):2413–2414. doi: 10.4103/1673-5374.313030

Monin, J. K. et al. (2011). Why Do Men Benefit More from Marriage Than Do Women? Thinking More Broadly About Interpersonal Processes That Occur Within and Outside of Marriage. ResearchGate. doi: 10.1007/s11199-011-0008-3

Holt-Lunstad, J. et al. (2010). Social Relationships and Mortality Risk: A Meta-analytic Review. PLoS Medicine. doi: 10.1371/journal.pmed.1000316

Office of the U.S. Surgeon General (2023). Our Epidemic of Loneliness and Isolation. https://www.hhs.gov/sites/default/files/surgeon-general-social-connection-advisory.pdf [최종 접속일: 2024.12.7]

University of Maryland (2024). New Research Reveals Linkages Between Volunteerism & Social Connections. University of Maryland, School of Public Policy. https://dogood.umd.edu/news/new-research-reveals-linkages-between-volunteerism-social-connections-0 [최종 접속일: 2025.2.14]

Hall, J. (2019). How Many Hours Does it Take to Make a Friend? Journal of Social and Personal Relationships, 36(4):1278–1296. doi: 10.1177/0265407518761225

Clower, T. L. et al. (2015). The Health Care Cost Savings of Pet Ownership. Human Animal Bond Research Initiative (HABRI) Foundation. https://habri.org/assets/uploads/HABRI_Report_-_Healthcare_Cost_Savings_from_Pet_Ownership_.pdf [최종 접속일: 2024.12.7]

Kogan, L. R. et al. (2024). Dog Ownership and Survival: A Systematic Review and Meta-Analysis. American Heart Association Journals. doi: 10.3390/pets1020012

UC Davis Health (2024). Health Benefits of Pets: How Your Furry Friend Improves Your Mental And Physical Health. https://health.ucdavis.edu/blog/cultivating-health/health-benefits-of-pets-how-your-furry-friend-improves-your-mental-and-physical-health/2024/04 [최종 접속일: 2024.12.7]

Clements, H. et al. (2019). The Effects of Interacting with Fish in Aquariums on Human Health and Well-Being: A Systematic Review. PLoS One, 14(7):e0220524. doi: 10.1371/journal.pone.0220524

Yahoo! News (2024). The Five Best Indoor Plants for a Better Night's Sleep. Yahoo News UK. https://uk.news.yahoo.com/five-best-indoor-plants-better-121235788.html [최종 접속일: 2025.3.30]

Wolverton, B. C. et al. (1989). Interior Landscape Plants for Indoor Air Pollution Abatement. NASA. https://ntrs.nasa.gov/citations/19930073077 [최종 접속일: 2025.3.30]

Han, K. T. et al. (2022). Effects of Indoor Plants on Human Functions: A Systematic Review with Meta-Analyses. International Journal of Environmental Research and Public Health, 19(12):7454. doi: 10.3390/ijerph19127454

Lee, M. et al. (2015). Interaction with Indoor Plants May Reduce Psychological and Physiological Stress by Suppressing Autonomic Nervous System Activity in Young Adults: A Randomized Crossover Study. Journal of Physiological Anthropology, 34:21. doi: 10.1186/s40101-015-0060-8

Nieuwenhuis, M. et al. (2014). The Relative Benefits of Green Versus Lean Office Space: Three Field Experiments. Journal of Experimental Psychology: Applied, 20(3):199–214. doi: 10.1037/xap0000024

Sakurada, K. et al. (2020). Associations of Frequency of Laughter with Risk of All-Cause Mortality and Cardiovascular Disease Incidence in a General Population: Findings From the Yamagata Study. Journal of Epidemiology, 30(4):188–193. doi: 10.2188/jea. JE20180249

Kim, J. (2007). Differences in Longevity Factors amongst Korean Centenarians, Octogenarians, and Sexagenarians. Journal of Health Education and Promotion, 24(5):55–68

Kramer, C. K. et al. (2023). Laughter As Medicine: A Systematic Review and Meta-Analysis of Interventional Studies Evaluating the Impact of Spontaneous Laughter on Cortisol Levels. PLoS One, 18(5):e0286260. doi: 10.1371/journal.pone.0286260

Manninen, S. et al. (2017). Social Laughter Triggers Endogenous Opioid Release in Humans. Journal of Neuroscience, 37(25):6125–6131. doi: 10.1523/JNEUROSCI.0688-16.2017

Miller, M. (2009). The Effect of Mirthful Laughter on the Human Cardiovascular System. Medical Hypotheses, 73(5):636–639. doi: 10.1016/j.mehy.2009.02.044

Chen, Y. et al. (2024). Gratitude and Mortality Among Older US Female Nurses. JAMA Psychiatry, 81(10):1030–1038. doi: 10.1001/jamapsychiatry.2024.1687

Harvard Health Publishing (2021). Giving Thanks Can Make You Happier. https://www.health. harvard.edu/healthbeat/giving-thanks-can-make-you-happier [최종 접속일: 2024. 12.11]

Jackowska, M. et al. (2015). The Impact of a Brief Gratitude Intervention on Subjective Well-Being, Biology and Sleep. Journal of Health Psychology, 21(10):2207–2217. doi: 10.1177/1359105315572455

젊음의 과학

초판 1쇄 2026년 3월 30일

지은이 | 라라 헤메릭, 아나스타샤 메이블
옮긴이 | 엄성수

발행인 · 대표이사 | 정제원
본부장 | 이정아
책임편집 | 최민경
기획위원 | 박정호
마케팅 | 김주희 이현지 한륜아 이나경

디자인 | 유어텍스트
본문 조판 | 디엔에이디자인

발행처 | 중앙일보에스(주)
주소 | (03909) 서울시 마포구 상암산로 48-6
등록 | 2008년 1월 25일 제 2014-000178호
문의 | jbooks@joongang.co.kr
홈페이지 | jbooks.joins.com
인스타그램 | @j__books

ISBN 978-89-278-1359-0 03510